発達凸凹《でこぼこ》の子をどう育てるか？

――おこりんぼ　パパママ　さようなら
四角い窓さん　さようなら――

発達クリニックぱすてる　院長
東條　恵

表紙絵
本文中イラストなど
東條　惠

目次

はじめに

本書を執筆する前は、「子育てのカルタ」を作ろうと思いました。多数派のお子さんの子育てもそうなのですが、特に発達障がい＝発達凸凹《でこぼこ》のお子さんの子育てでは、養育者が大いに悩んでいるからです。（多数派というのは、自閉スペクトラム症やＡＤＨＤ注意欠如多動症などの少数派＝発達凸凹＝発達障がい以外の人々をさしています。そして多数派のお子さんにも、発達の凸凹は結構あります。）

悩める子育て中の大人に「子育てカルタ」で遊んでもらい、子育てスタイル・技術をあげてもらいたい、そして素晴らしい人生経験をしてもらいたいと思ったからです。カルタを作るに際しての思いをまとめよう。これが本書作りのきっかけです。

（お父さん　子育て技術　あったっけ？）

ここにたどり着いたのは、3人の子育て、また13年前から、わんこ育てをさせてもらった経験、そして何よりも仕事で万を超える子どもたちとその親御さんたちに会わせていただき、それぞれの方の人生に、ほんのちょっと接触させてもらってきた経験、これらの中での産物が、本書です。

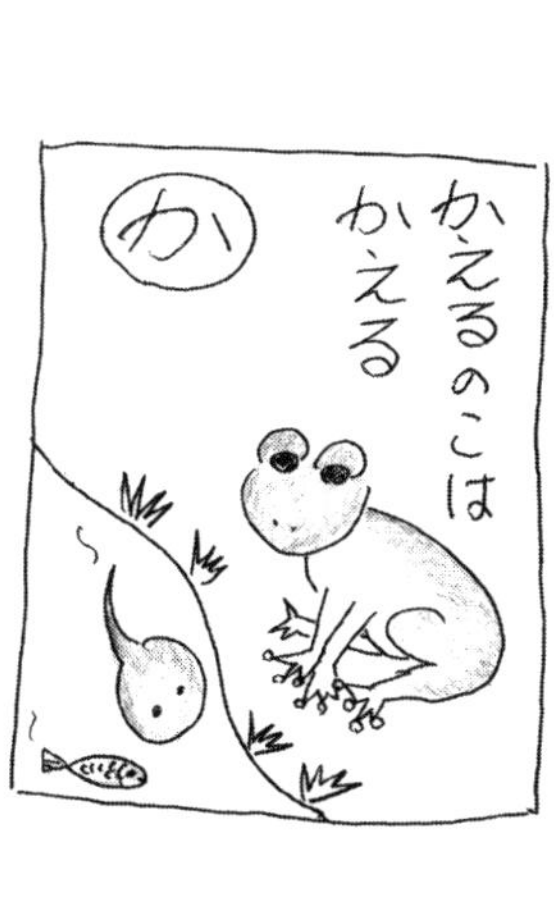

私自身の、これまでのささやかな学びを還元する節目の一つと思いました。これまでの経験を、「新たに子育てしている人に伝えたい」、「今、子育てしている人に伝えねば」と思いました。そして、今回作成したゴロがよいのではと感じる言葉群は、人の心に響くかも・・・、読んでいただけた方の心に届き、子育てがより良く楽しくなるかも・・・と思っています。

再度ですが、カルタ的な短い文面だけでは上手く真意が伝わらないと思い、カルタ的短文にプラスして、短い文章で理解してもらえるように努力しました。「この間に学ばさせてもらい、考えてきた」ことの還元セールです。子育てに役立って欲しいと思っていますが、何よりも「面白い！」「知って良かった！」と思っていただければ筆者としては幸せです。そして、このような言葉を「知って良かった」と思っていただける方がそれなりにいるはずだと確信をもっています。何となれば、多くの、いやほとんどの親が、今回記載した子育て内容で悩んでいるからです。男性である筆者の偏った見方が満載になっているかもしれませんが、ご容赦あれ。立場が人をつくり、「存在は意識を規定する」のだと居直るしかありません。

今回カルタ作りまでに到達できませんでした。ですが、本書のカルタ・川柳的短文の一部を当クリニック（発達クリニックぱすてる）でカルタとして手作りをし、お父さんお母さん方と一緒に遊んでみ

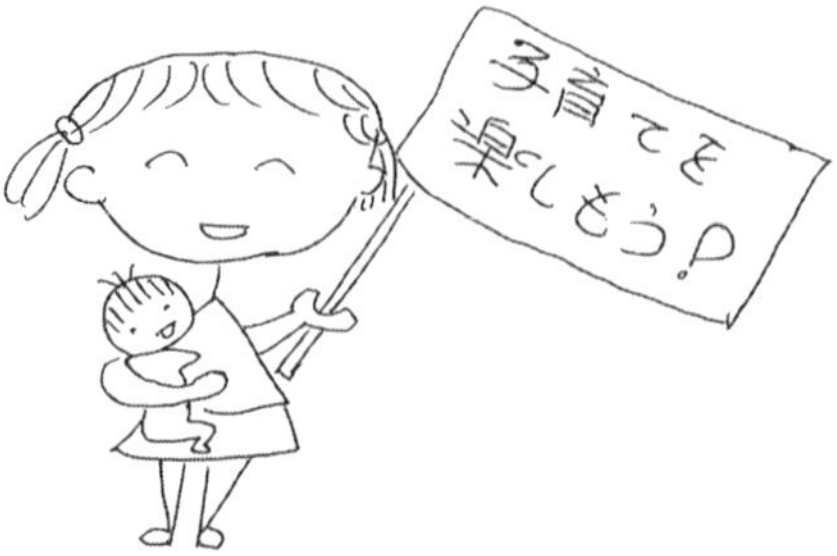

ようと思っています。そして意義があるか試してみたいと思っています。

なお、この文章を無理にお願いして読んで貰った我が子（すでに大人ですが）のコメントをつけてみました。（　）内がコメントです。「コメントに、なるほどと思わされた」というか、「面白かったので」という理由と、私自身がうまく子育てに参加することができなかった過去の実情も、子どものコメントで分かるところがあるからです。

子育ての当時に知りたかった知識、わんこ育てしている当時に知りたかったこと、これらは後になって分かって来るという、「皮肉な時間の経過」があります。多くの人にとってはそうなのでしょう。その分、子育てで苦労をし、損をするのでしょう。相談できる、教えてくれる人がそばにいるという家族・地域共同体が崩壊しつつある中では、本書のような存在も意義があるのではと思っています。

ともあれ　皆さん！　より幸せ感に包まれた人生の日々を歩んでください！

子育てを　楽しんで！

（お父さん、そんなに子育てした？）

日々の中で　子どもと　どう　接する？

子と遊ぶ　遊んでもらう　ありがたき時間

子どもを育て、子どもが成長し、自らが年齢を重ねる。子世代は新たな歩みを始める。「ああ、あんな時代が、光景があったね」「いい人生のひと時だったね」「遊んでもらって、面白かったね」。こんな思いが浮かんでくる年代がいずれ来ます。今「子育て大変だ」世代の方に、「楽しんで！」「何とか楽しみを毎日見つけましょう！」とお伝えしたいのです。難しいかもしれないけれど、ひと時でも楽しんでくださいね。

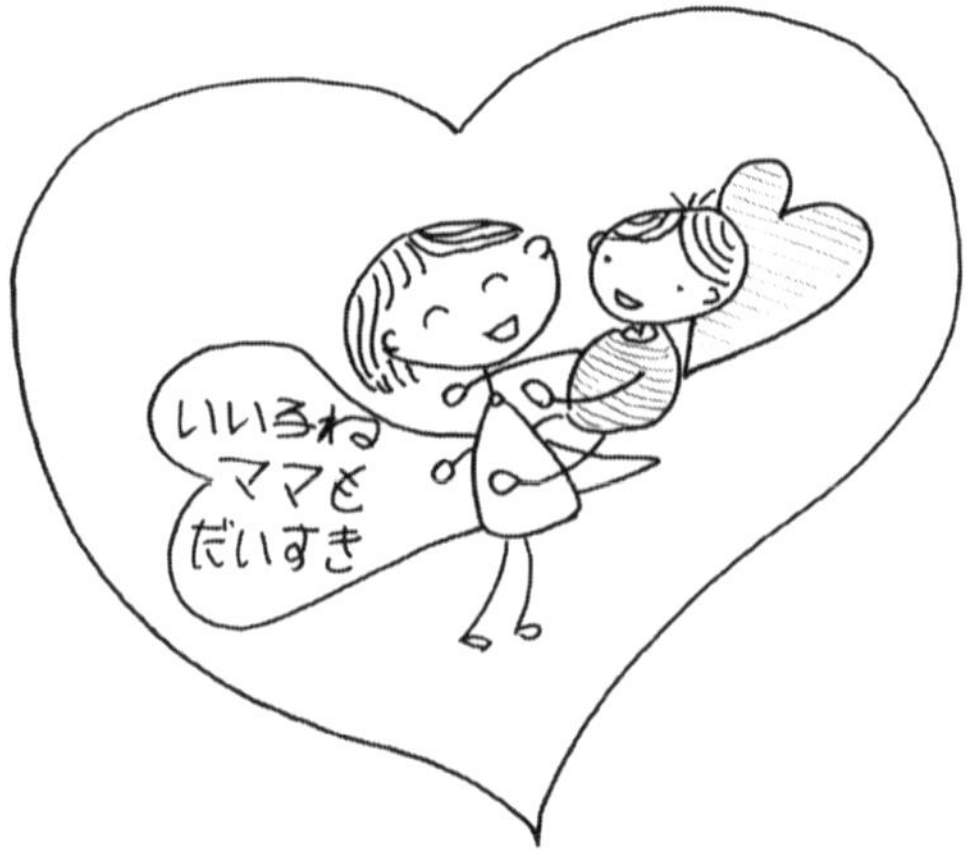

親と子は　親子でなくて　恋愛関係

親子関係とよくいわれますが、私は何かが違うのではと思ってきました。おそらく恋愛関係ではないかと。**（お父さんとは無理だね）**そう考えると、より良い関係が生まれ、日々が楽しくなるとの考えです。関係が破局に至らないために、大人がどう振舞ったらよいかを考えるべきでしょう。親子の仲だから破局に至らないはず、ということはありません。親への甘えの中で反抗的な態度が育ってしまう**（いやいや、それじゃ反抗期が全否定になるからね）**などは、まだ決定的破局ではないかもしれませんが、その予備軍と言えます。確かに親子はそう簡単に破局しないわけです。その理由は、幼少期からの愛着・信頼関係がそれなりに育っていたからでありましょう。そして成長しつつある中で、親元を離れては生きることができないことを感覚的に知っている子ども側が、大人側の虐待手法の子育てに耐え、親とのつながりを何とか保とうとしてくれている事情があるのかも知れませんね。

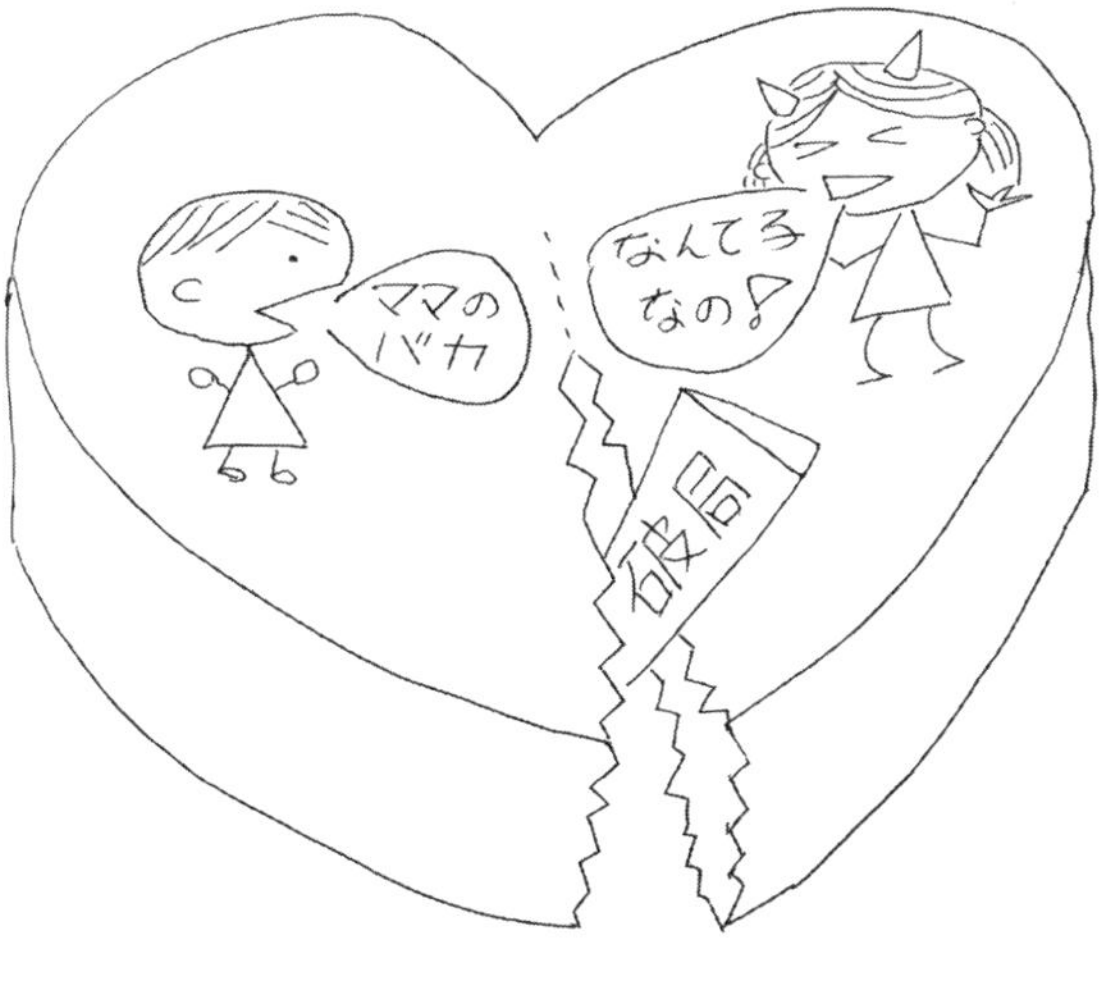

褒めるのは　まず顔色と　いつもの服

親子という恋愛関係を成立させるためには、言葉による賞賛、愛のささやきが必要です。これがなかなかできないのが私たちではあります。夫婦間ではできなくても、親子ではできると確信を持ちましょう。外来で、時々親と子に、互いに「大好きだよ」と言ってもらっています。互いに、はにかむ姿になることもありますが、ほほえましい場面です。

リップサービス的でもよいですから**（心が籠ってないじゃん、ダメじゃん）**、「大好きだよ」「愛しているよ」と言いましょう。これがなかなか日常生活の中で言えないと多くの親は言います。「それでは、まず顔色を褒めましょう。次に服装を褒めましょう。良い行動があったら褒めようなどと思ってはいけません」とお伝えしています。「今日はいい顔色だねえ！　いいねえ！」と、そして「今日の服かっこいいねえ！」です。いつもの顔、いつもの服であっても、そう言うのです。我が子は可愛いのですから。

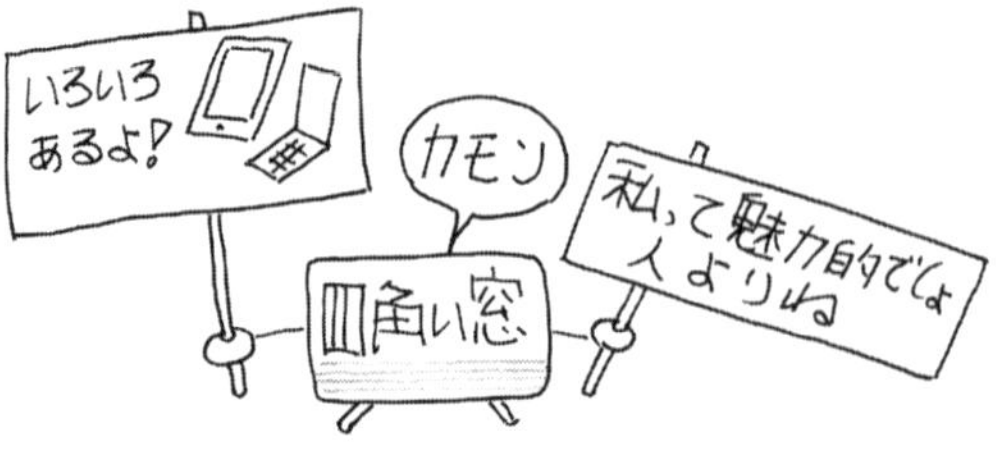
いろいろあるよ！
カモン
四角い窓
私って魅力的でしょ 人よりね

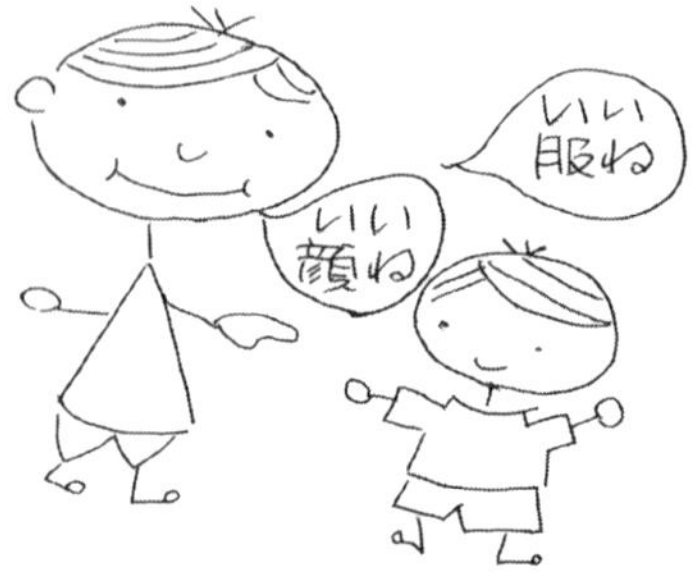
いい服ね
いい顔ね

11 日々の中で　子どもと　どう　接する？

気を付けよう　暗い夜道と　四角い窓

日々の中で、気をつけるべきことがあります。テレビがいつもついている光景は、よくある光景です。現代のステータスシンボルのようにテレビが使われ、多くの情報がテレビ・パソコン・スマホ画面から流れてきます。そして、いつの間にか、テレビなどの流れに沿った生活となり、テレビなどに支配されていく・・・。しゃくではありませんか。人は視覚的情報に支配されやすいのです。テレビなどがついていると、つい見入ってしまうあなた。人生の浪費になっていませんか？

四角い窓に　ご用心！　（まさに今の父だね）

（撮りためた　ビデオに夢中　父の背中）

（気を付けよう　テレビに支配　される父）

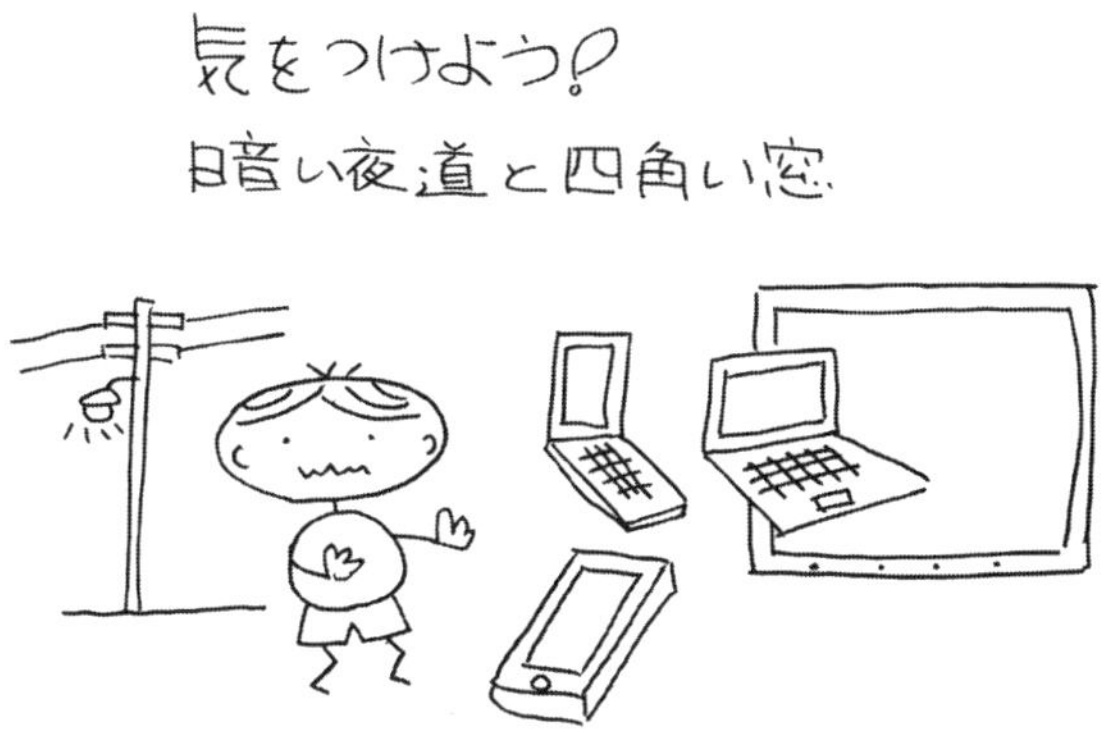

子育てグッズ　と思ってたテレビは　ああ　恋敵

テレビが出てきて、最初に人々、特に子どもたちは心を躍らせ喜んだのです。映画などめったに見ない時代です。今から60年近く前、隣のお店に入ったテレビを、近所の子どもたちと一緒に見に行った小学校低学年の私。白黒テレビの中で、月光仮面が敵と戦い躍っていました。これが私とテレビの出会いでした。

家では、食事時間はラジオを聞いて、丸いちゃぶ台の周りに家族が集まり、正座して黙って静かに食事をしていた時代です。それでも一家団欒があった時代です。テレビが普及してからは、今度は、食事時間はテレビを見ながら、黙って食事をする時代になりました。食事が終わっても、テレビ画面を見つめる生活でした。その後白黒からカラーになり、テレビはより魅力的になりました。でもまだ、近所のお兄さんお姉さんと外遊びを夕方暗くなるまで行い、家の中に入ったらテレビを見ていた時代です。

その後、テレビは子育てグッズの主力になって行き

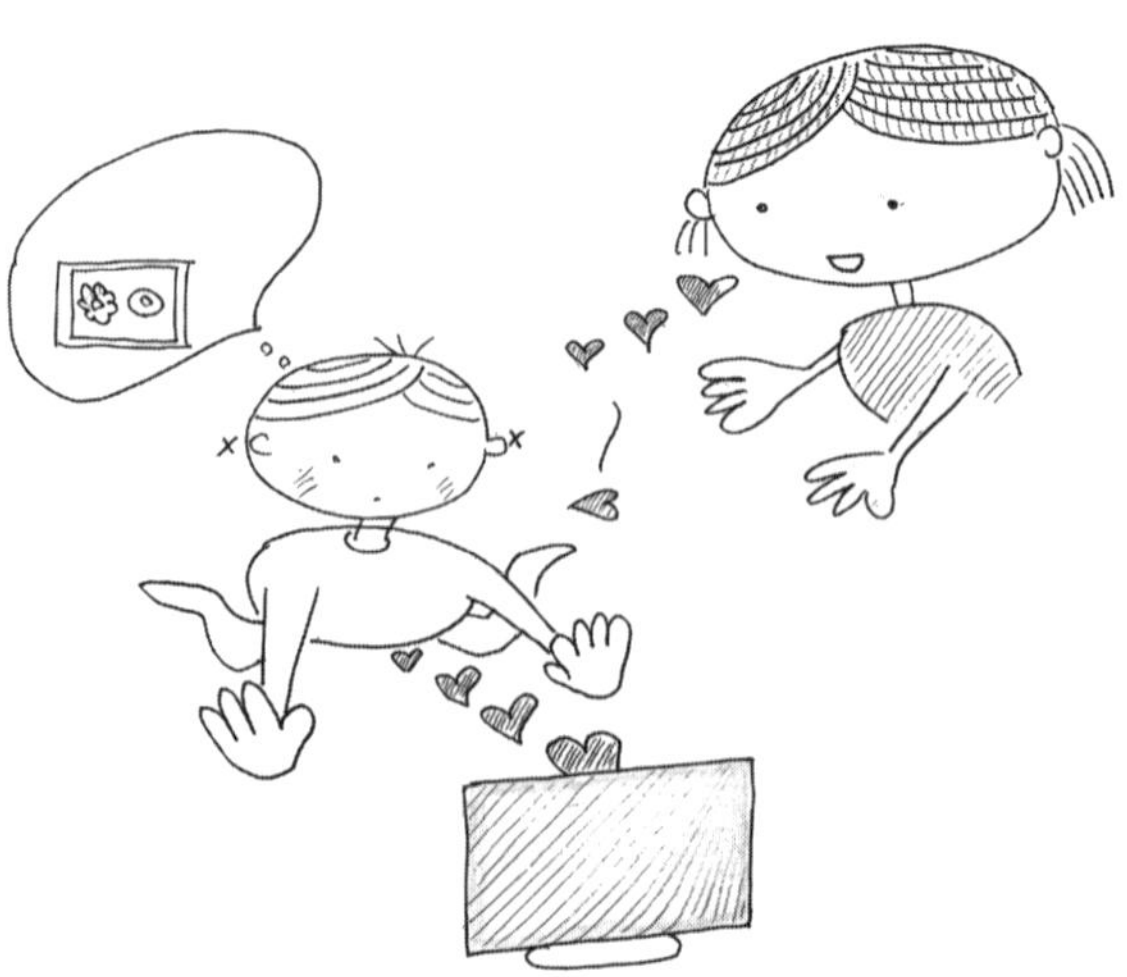

ました。テレビ画面を見せれば、幼児はぐずらなく大人しく座っている、ご飯を食べてくれるなどが得られるので（ただ心が支配された姿なわけですが）、子育てグッズとしての地位を確立して行きました。親が相手をしなくても、仕事をしていても、テレビが子守をしてくれることになり、大人はラッキーと思ったのです。そして、大人と子どもは一緒に遊ばなくなり、付き合いや関係性が薄くなり、親への思い・愛着が子ども側に育たなくなりました。それでも時代は、「四角い画面」を追い求める時代に突き進んでいき、今も続いています。

愛着不育の時代　現代を　こう呼ぼう

子育てグッズと思いつつ利用した四角い画面は、親子関係よりテレビと子どもの関係を強め（**父とテレビの関係はすごいよ。強いよ**）、親への思いを削ぎ、親を魅力ない存在におとしめたとも言えます。これって、三角関係ですよね。しかも強力な恋のライバルが　テレビなどの四角い画面です。つまり三角関係の恋敵を家の中に公認で引き入れ、恋愛関係に負けてしまっているにも関わらず、親側はまだ「何故私の言うことをきかないのだ」と壊れてしまっている古い愛を主張するという的外れの構図になっているわけです。「恋敵は排除する」。こ

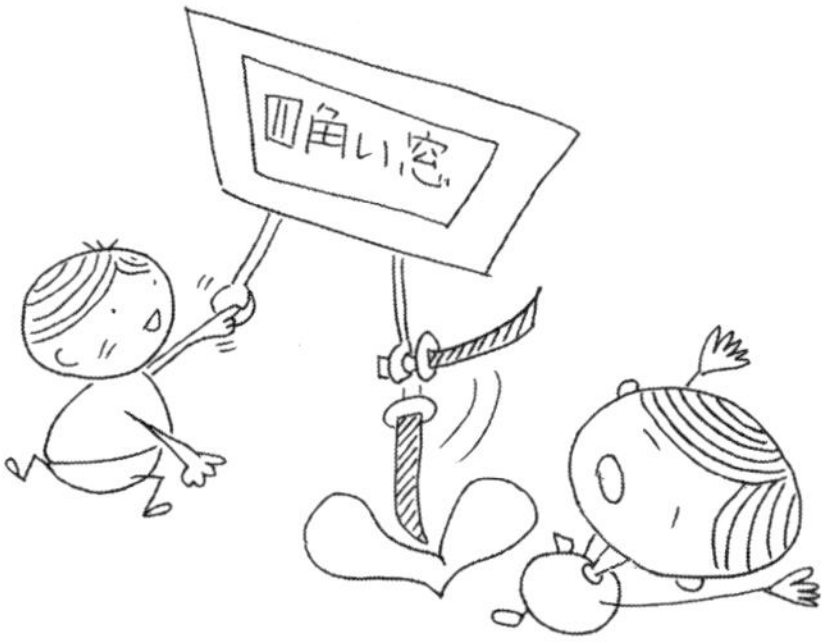

れは恋愛上での原則なはずです。何故大人はそんなに、恋敵に寛容でいられるのでしょうか？

（大人もテレビに夢中だからじゃないの）

テレビはね　朝なく食事中なく　寝る前1時間なし

最近の思いです。厳しいと思われる人が多いかもしれません。朝は、テレビが付くと、子どもたちは親の指示を聞かず、動きません。**（お父さんも動きません。返事をしません）**四角い画面の中が魅力的過ぎるからです。食事中も同じです。お料理を見て匂いを嗅いで味わって食べるのではなく、四角い画面を見つめつつ、単に食物を機械的に食べている姿になります。これでいいですか？　作る側としては、しゃくに障りませんか？　**（黙って食べている、父もしゃくに障ります）**また寝る前にサスペンスなどを見たりすると、頭の中は興奮するわけで、なかなか寝れず、悪い夢を見ることにつながり易いでしょう。これって、それでいいですか？　寝る前には、徐々に頭をクールダウンさせておくことは必要でしょうから、最大限に譲歩しても1時間

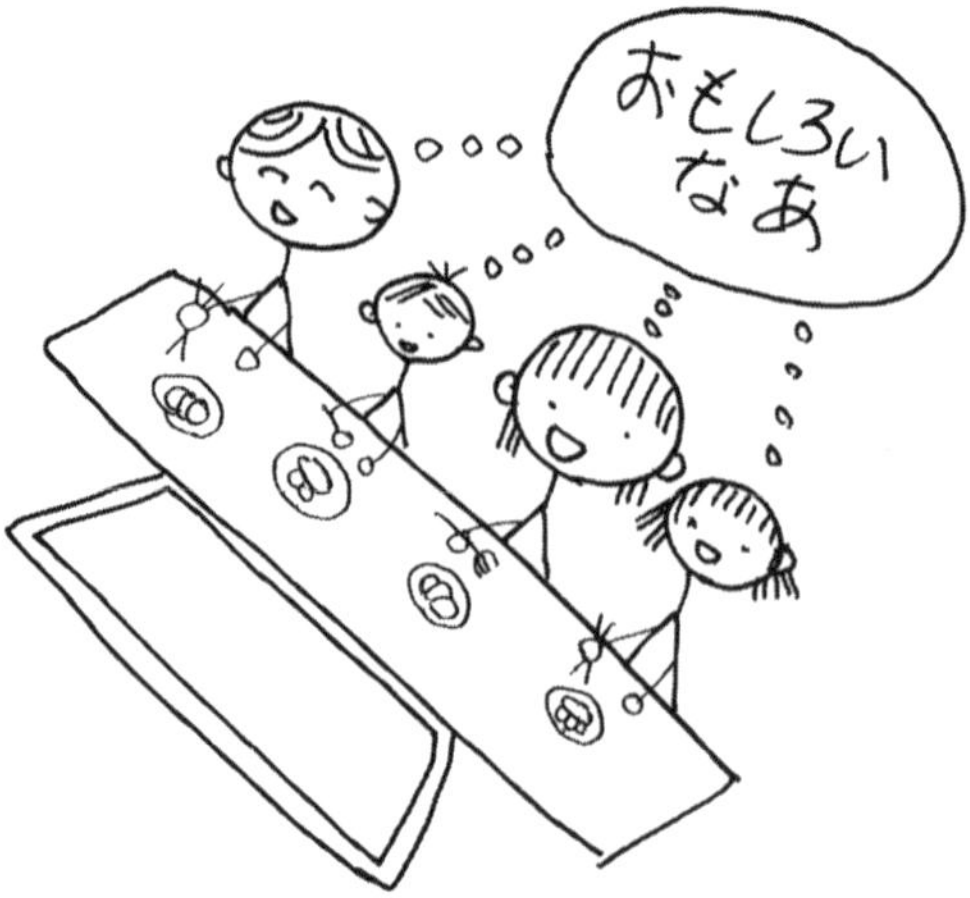

前には四角い窓の影響下から離れましょうね。（テレビつけながらの父に言われたくない）

誕生日プレゼント　一人遊びのピコピコゲーム　なしですよ

　おそらく、誕生日やクリスマスプレゼントに、電子ゲームを子どもに与える家は多かろうと思います。ちょっと待ってくださいね。子どもにどんな影響があるか、これからどんな家庭生活になるかを想像してからにしてくださいね。まずは、子どもは電子ゲームに、しっかりはまります。長時間ゲームをしたがります。中には依存的・中毒的になり、ゲーム器を握りしめゲームから離れられなくなる子が出てきます。大人が電子ゲームをコントロールできない家庭、コントロールをしようとすると子どもが大暴れする家庭が結構出てきます。そして思春期には昼夜逆転してインターネットゲームにはまり、課金し、学校に行かない子どもが出てきます。そして成績は落ちます。

　一方、家族と一緒にする人生ゲームなどの昔ながらのボードゲームは、中毒になるまでやりたがる遊びにはなりません。他

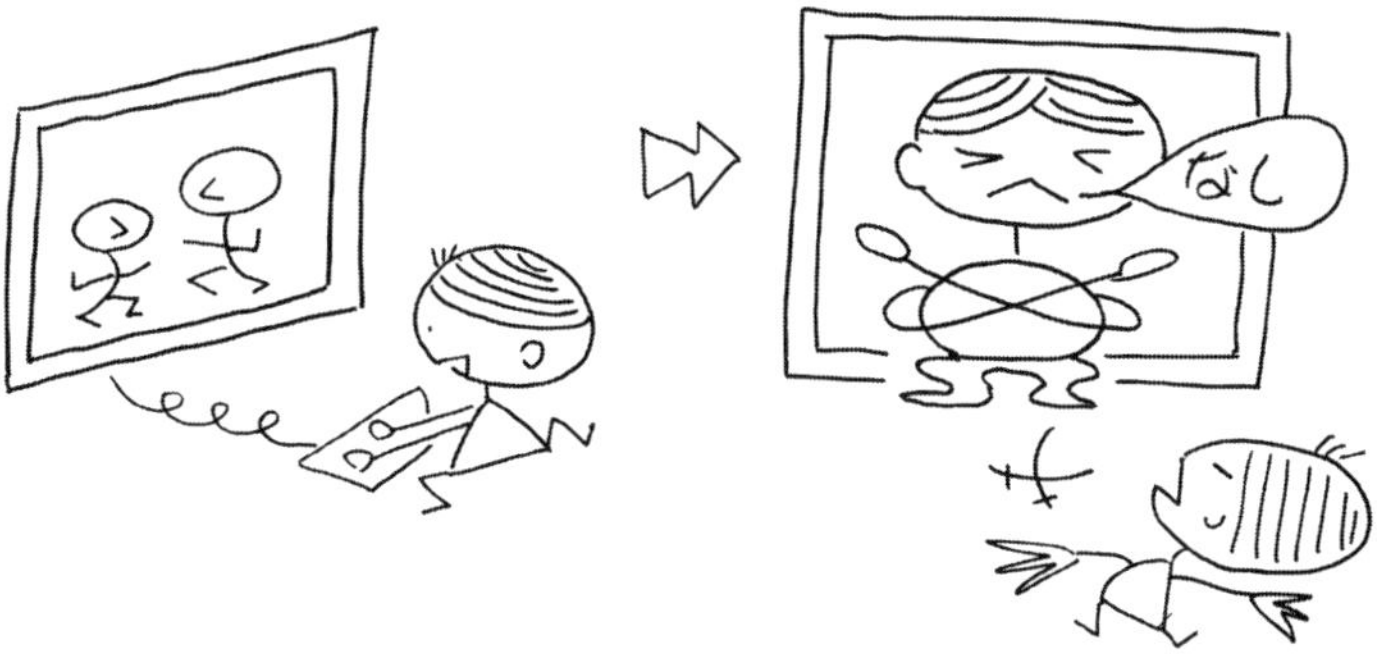

人と一緒に行う社会的なゲームなので、自分一人の世界にのめり込まなく適度に止めることができるのです。構成メンバーやその場などの全体を見渡しての遊び、社会性・社交性が伸びる遊びであるわけですが、電子ゲームは自分の世界だけで遊ぶ孤独な快楽、社会性・社交性の育ちようのない遊びです。

親は、電子ゲームが家庭内に侵入し、子どもの心を壊していることに気が付いたら（楽しみ、リラックスの範囲を越えたら）、電子ゲームの家庭内への侵略に対し防衛戦争を始める立場、家庭に入り込んだ電子ゲームを積極的に排除するべき立場となります。「デジタル麻薬」との表現は、大げさではないようです。

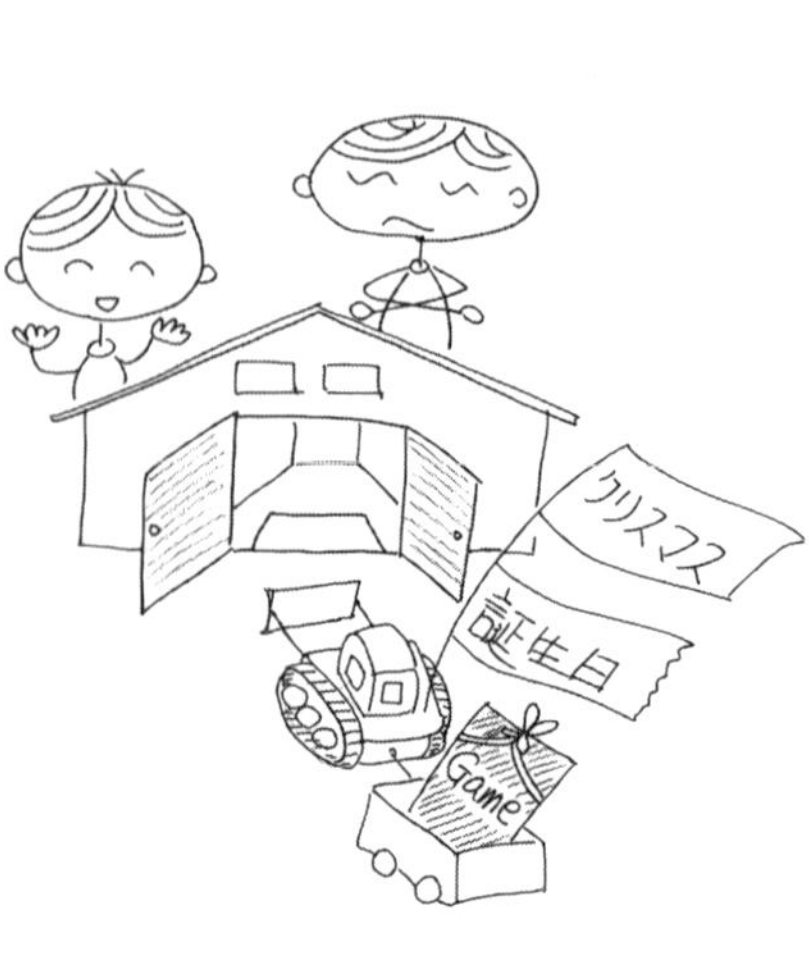

親業《おやぎょう》の　廃業目指して　日々おこりんぼ

親は、子どもをつくっただけでは親にはなれないようです。「子どもをいつくしみ、子どもと遊び、子どもとの時間を共有し、子どもに何がしかを伝え教え、一緒にいる喜びを感じる」、こんな中から親になるようです。これらを「親業」と呼んでいた人たちがいました（文献1）。いたく納得するわけです。「親には親としての『業』がある」というわけです。

一方、このような「親業を、あなたは捨てたいのですか？」と指摘せざるを得ない、虐待手法に走る親が出てきます。親になるための教育を上手く受けて来なかったということであり、その方々も教育を受ける機会がなかったという意味では被害者です。虐待手法で育った親は、同じことを子どもにするでしょう。叩かれ、しかられ、ののしられてきた子どもが大きくなった時、よほど理性で考えない限り、自らが虐待処方で子どもをしかりつけ叩いたりする、「虐待の親」「怒りんぼの親」になるのは自然でしょう。これは「虐待の連鎖」と言われることです。子育て方法の教育機会を社会的に保障する中で、何とか断ち切らねばなりませんよね。妊婦健診や出産後の乳幼児健診の場で学習機会がある場合があります。是非ご参加下さい。

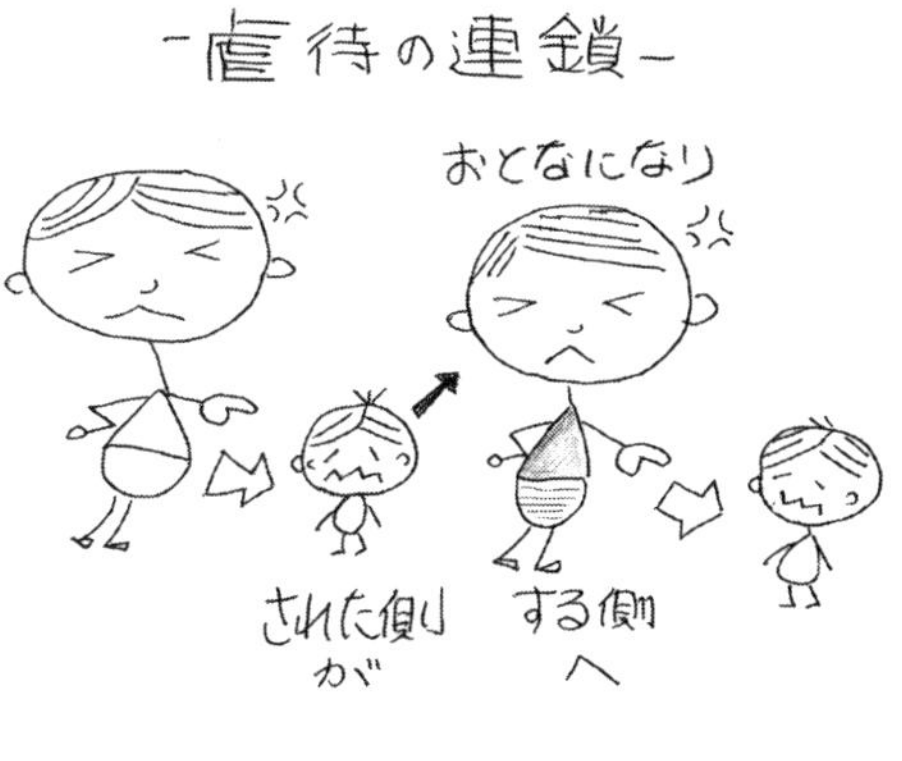
-虐待の連鎖-
おとなになり
された側が
する側へ

「ああいえばこういう」は　子どものわなです　のらないで

「なんでこんなことしたの。だめでしょう」「だっておねえちゃんが、先に僕にしてきたんだもん」「お姉ちゃんが先に手をだして来ても、あなたも手を出してパンチやキックをしたら、同じでしょ」「同じじゃないやい・・・だって姉ちゃんがもっとパンチやキックをして・・・だから、ぼく・・・」と延々と親に向かって言い訳やら、揚げ足取りをする子はいますよね。しかもエネルギッシュに、しつこいくらいに。大人は辟易として疲れてしまいます。最後は、大声で「何をいつまでぐだぐだ言ってんの！」となり、「ごっちん！」とげんこつが飛ぶというか、飛ばせるしかなくなったりします。結果、大人も自己嫌悪に陥ります。「また、やっちゃった！」という具合です。

　このようなやり取りになってしまうことが予測される場合には、「子どもの仕掛けた罠」と思いましょう。子どもが自分の土俵に大人を引き入れ、何とか言い負かそう、大人の弱点を突きつつ自分に注目をさせようという、本能的な試みです。乗ってはいけません。乗りそうになったら、「あぶない、あぶない。もう少しでまた乗る所だった」と反省するのですよ。**（だいたい乗っていたけどね）**

「『あーいえば、こーいう』場面だと感じたら、母としては、さよならします」と子に説明しておきましょう。そして、「『ああいえばこういう』場面となったので、お母さんはさようならします。はい、さようなら」とその場から離れる事です。追いかけてきたら、すかさず別室へとか、トイレとかへ逃げるのが賢いかな。何とか頑張りましょう。

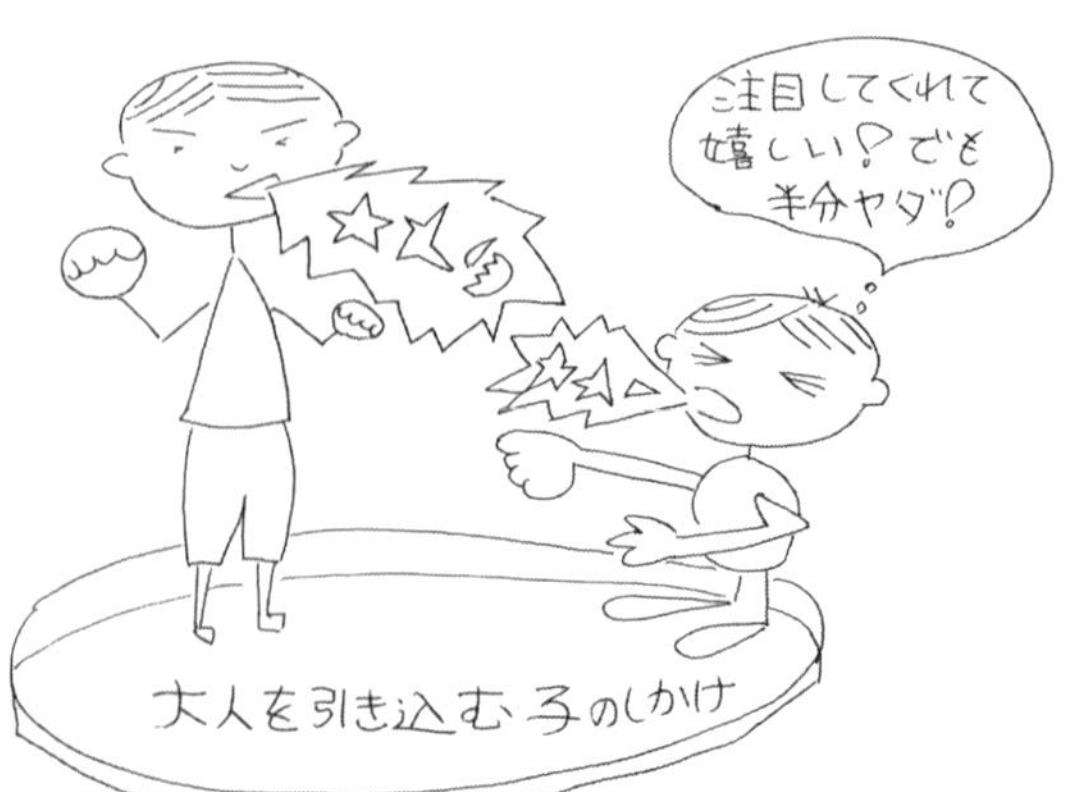
注目してくれて
嬉しい!? でも
半分ヤダ!?
大人を引き込む子のしかけ

怒る時　日本語使うな！　外国語で！
怒るなら　ぴよぴよ語で　怒ろうね！

最近「怒る時には日本語を使わないで！　外国語で怒ってください！」と真面目に保護者に言っています。母国語である日本語だと、長々とちくちく言葉を使い、自身の品性が疑われるような言葉遣いをしてしまう方が多いからです。「何度言ったら分かるの、お母さんは、一生懸命、あなたに言っているのに、何故分かってくれないの、お母さんは悲しい。あんたなんか、どこかへ行ってしまいなさい。一人になってみれば、どんなことをしたか分かるわ。顔も見たくない」「まだ分からないの。出て行って」などと、ありそうなセリフでしょ。これは「だめ」「だめです」で終わるはずの内容に、言う側の感情を一生懸命に乗せて相手に何とか伝えよう、母の心の中を推測させようという行為でしょう。しかし、相手からすれば、最初はともかく、途中からは、うっとうしいだけの圧力的な雑音と聞こえるだけ

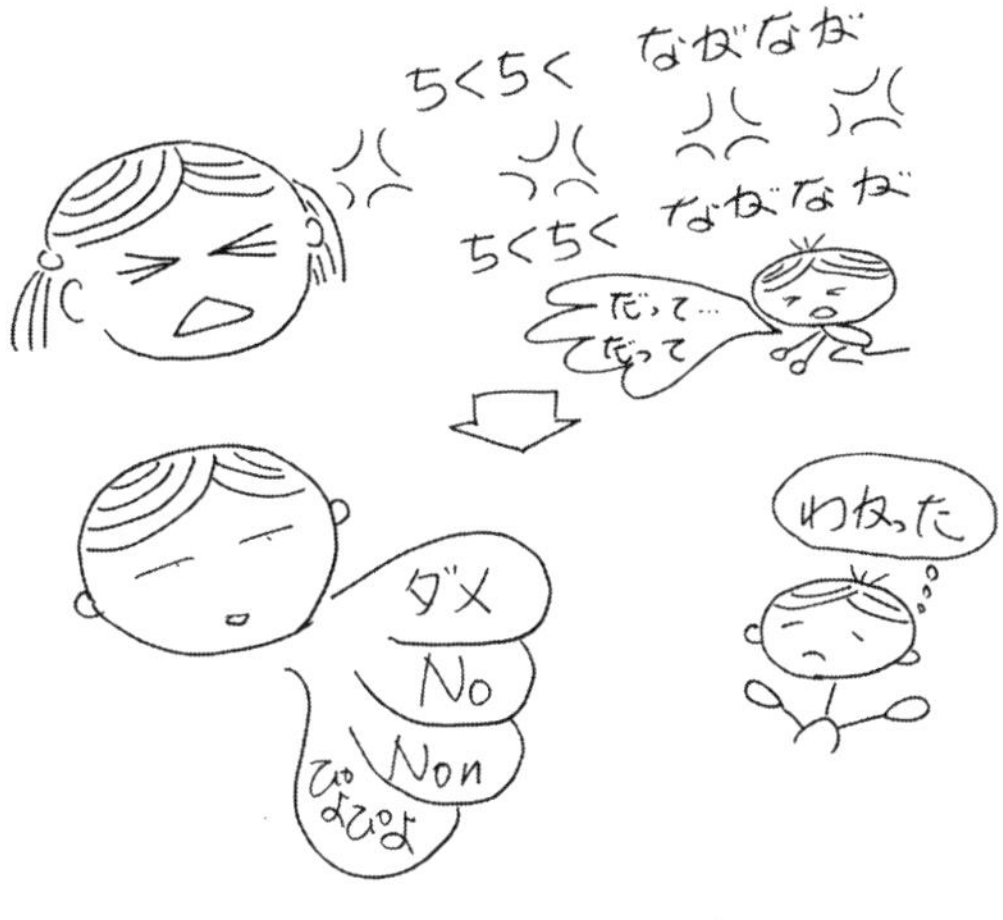

でしょう。外から見れば、親が怒りの気持ちのはけ口を探している言動にしか見えないでしょう。

再度ですが、一言で終わりにしましょう。「いけません」ないしは「だめです」と。大人の評価を伝えるのみで良いのです。これのみの日本語に抑えていただければよいのですが、なかなか上手くいかないのが多くの人。そこでわざと長く言えない「外国語で！」とお勧めするのです。フランス語ではノン、英語ではノーの一言です。多くの人は、これ以上は外国語で言えない・怒れないですよね。外国語が苦手という方には、「ぴよぴよ語」をお勧めします。**（結構むかついたから）**「駄目ですよ」と伝えるために、「その様な時にはぴよぴよと言いますよ」と子どもと約束をしておいて、その様な場面にきたら大人は「ぴよぴよ」と言うのです。ついでに、夫婦げんかも「ぴよぴよ語」でしましょう。何分けんかができるか、試してみましょうね。

注意は短く一言で　人の気持ちを教えることが大事です　怒りのパフォーマンスはなしです

怒ることで、「あなたは不適切なことをした。私は辛いぞ、怒っているぞ。人は怒るんだぞ。悲しんだぞ。謝って欲しいな。そして、適切に振る舞って欲しいな」と伝えようとしているはずです。人の気持ち（感情、考え）を読むという「心の理論」の内容を、「あなたは分かれよ！」と言いたいわけです。一方、人の心を読もうとしていない子どもに対しては、こう振る舞っても上手く理解されないわけで、無駄なパフォーマンスになるでしょう。怒られていることは分かるのだけれど、何で怒られたかが分かってないのです。特に幼少期であったり、発達の凸凹の子では、注意しなくてはなりません。

この中で、真面目な子は聞いてきます。怒られた理由が理解できないので、怒っている人に誠実に聞くわけです。「ごめんなさい」と形式的に誤ったあとで、「で、何でお父さん、怒っているの？」と。そしてもう一度怒られたり、体罰を受けたりするわけです。「ふざけるんじゃない！」と。

このパターンは、発達の凸凹の中でも自閉スペクトラム症の小学校低学年までの方々で時々見られる親子のやりとりです。「あなたの言動は不適切」、「あなたの言ったことは、人を傷つけています」「あなたのしたことは、他人はおかしいと感じるし、許せないと感じます。ですから、あなたは○□▽のように振る舞うべきですよ」と明確に伝えるべきです。**（お父さんにも伝えているけど、全然伝わってないよね）**そして、何故そうなのかという理由を伝えることが、最大に重要な事です。「心の理論」内容を教え、学んで貰うことが目的なのです。

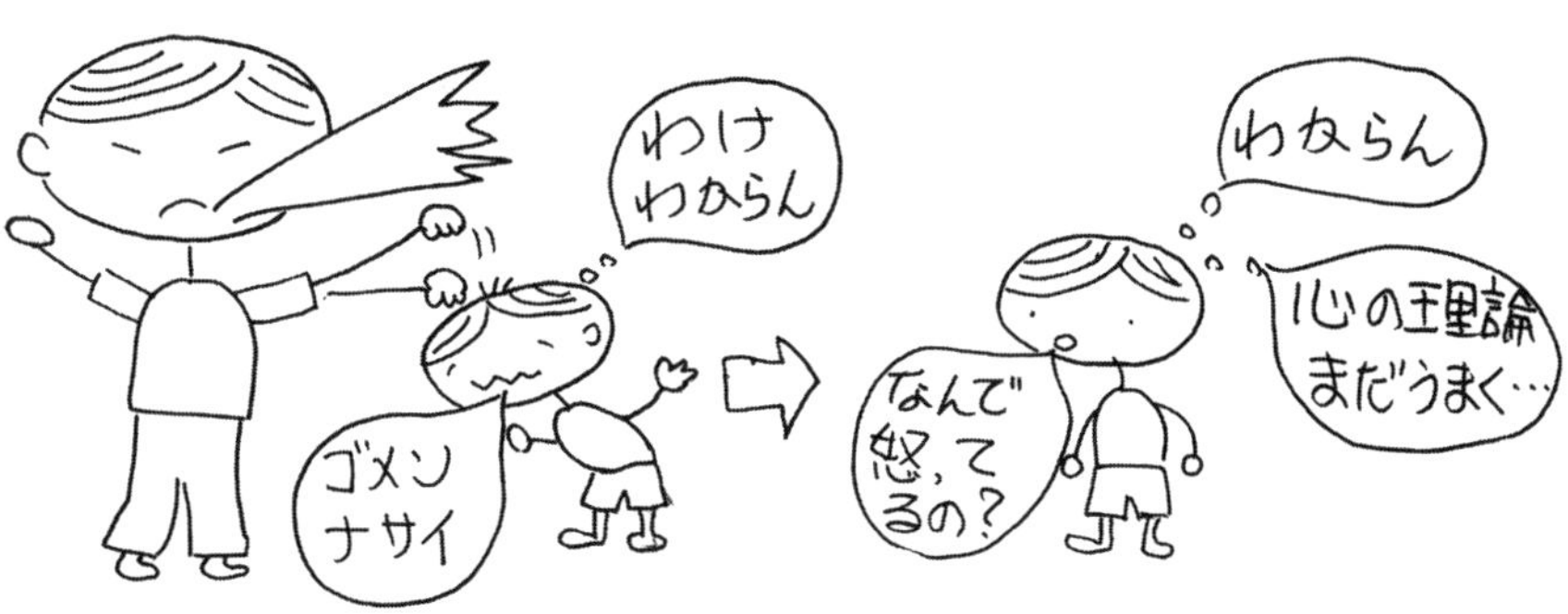
わけ
わからん
ゴメン
ナサイ
わならん
心の理論
まだうまく…
なんで
怒ってるの？

大人側が　やってはいけないことは？

子育てで　蔓延している　虐待手法

日本の子育てでは、虐待手法が多いだろうと推測されます。「怒られて育ったと思っている大人が多い」ように、クリニックの場では感じます。発達に凸凹のあるお子さんを持つ父母の育ちを聞く中での印象です。そして、発達に凸凹のあるお子さんのご家庭では、90％以上の父母が虐待手法に走らざるを得ない程、子ども側がいろいろと「しでかしてくれる」ようです。父母の方々は、素直にそのことを教えてくれます。どんなに優しそうに見えても、そうこちらが感じるお父さんやお母さんでも、たいていは口をそろえたように、「そうではありません。怒ってばかりです。時折は手も出ます。虐待手法を使います」とおっしゃいます。一方、安定した発達のお子さんを持つご家庭では、虐待手法の子育ての比率は少ないと思います。それなりに、大人の期

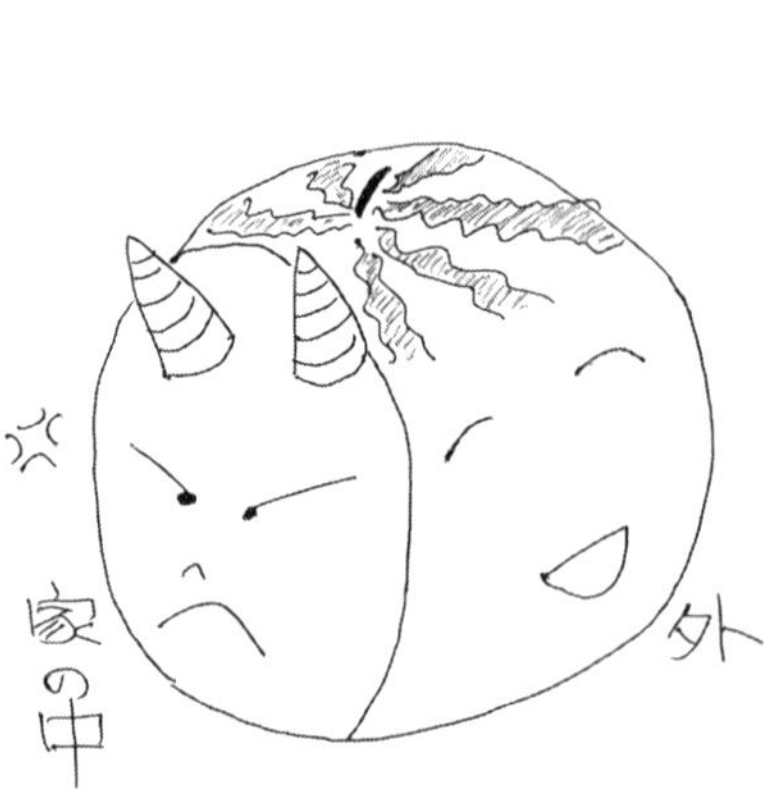

待に添うように行動してくれる子が多く、ずれた言動はそれほど多くないので、虐待手法を使わなくて済んでいるのでしょう。さて、虐待手法の子育ては、実際は何パーセントでしょうか？

あたまこっつん　おしりぺんぺん　虐待です

虐待には、四つ大きなジャンルが知られています。身体的虐待、心理的虐待、ネグレクト（不適切な養育）、性的虐待です。この中で、身体的虐待は現在も多いものです。大人が、我が子を足蹴にする、平手で顔面を打つ、げんこつで頭やおなかを打つなど、青あざ、皮下出血が絶えないことも、起こってくるわけです。虐待通告、虐待件数がまだまだ増える昨今、特に発達の凸凹な児では大人の養育態度への注意喚起が必要で、子育てで大人が行うべき内容、行ってはならない内容の学習機会を作り学んで貰うことや、虐待手法の子育ての中にいる親子の見守りや支援が社会的に必要になっています。虐待手法の子育ての排除・適切な子育て技術の普及・教育は、教育や行政の場で行うべき時代です。

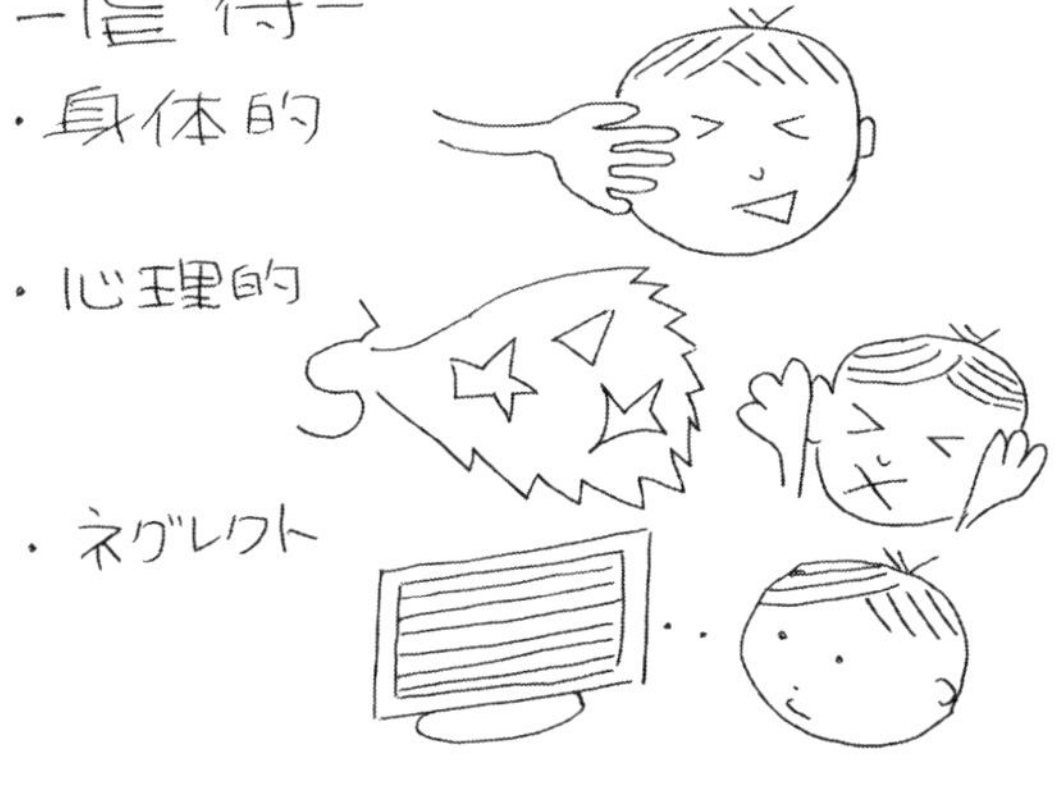

何はなくても　穏やかな子育て環境　ぽーれぽーれ

「穏やかな子育て環境」が一番です。生来の注意欠如多動症、自閉スペクトラム症があっても、穏やかな子育て環境があれば、「良い子」に育っていくはずです。「ぽーれぽーれ」というスワヒリ語の言葉の意味は、「ゆっくり」「やさしく」「おだやかに」とのことですが、まさに子育てに必要な言葉ですよね。

あんたなんか知らない　どっかいっても　虐待です

身体的虐待がなくても、言葉の暴力＝心理的虐待があります。人は言葉で励まされ自信をつける事も多いわけですが、逆に言葉によって自信を失うこともあるわけです。「どうせ僕なんか、いない方が、死んだ方がいいんでしょ」といって、大人の気をひこうとする子ども、または自信のなさを露呈する子は結構出てきます。大人側としては、心無い言葉は吐かない、感情コントロール不良状態で子どもに対応しないなど、気をつけるべきです。

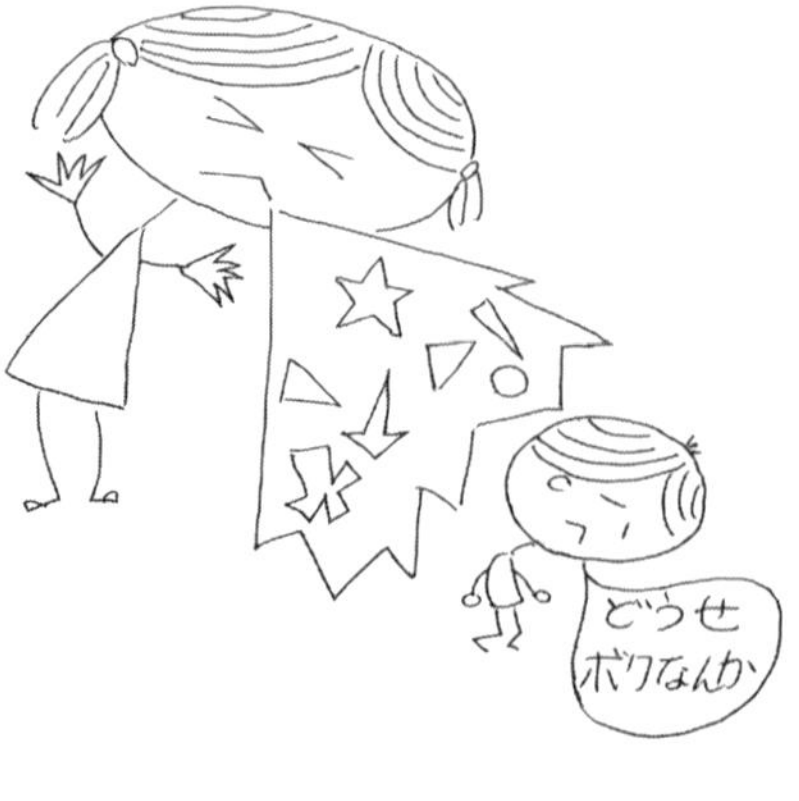
どうせ
ボクなんか

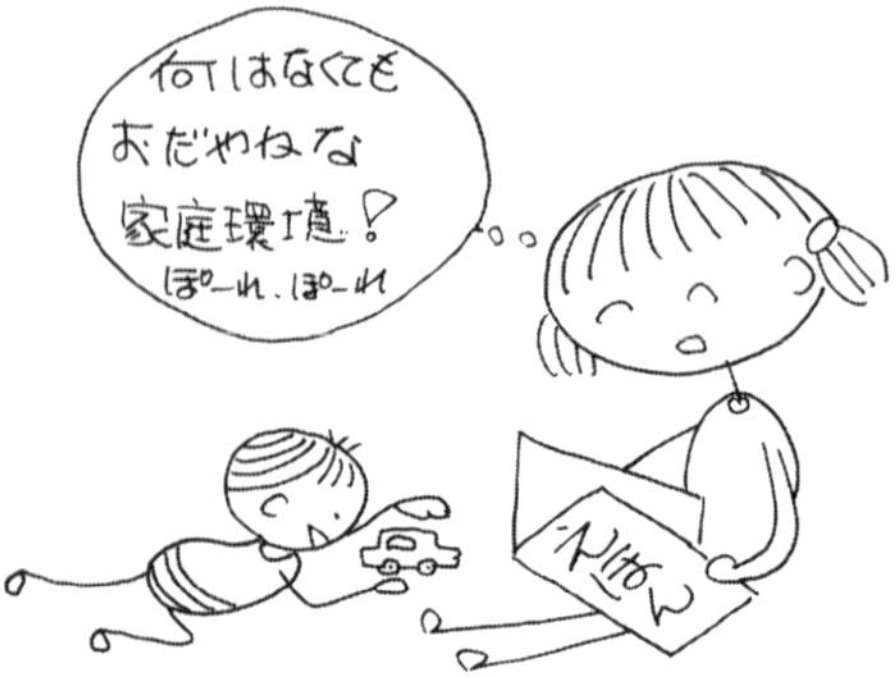
何はなくても
おだやかな
家庭環境！
ぽーれ、ぽーれ
えほん

善意で怒り　毎日が破局の連続　さあ大変
親の善意の虐待手法　子は悪の道　まっしぐら

大人が怒る時、悪意や敵意を持っているわけではないはずです。我が子の言動を何とかしなくてはという思い＝善意から、最初は優しく、徐々に言動が厳しくなるというのが通常のコースでしょう。これを毎日のように繰り返し、いつの間にか子どもの言動が荒れてくるのです。なんとなれば、大好きだったお父さんお母さんが子に対してする言動は、全て「やって良いモデル」として、子どもに映るようです。親の言動を映し出す鏡として、子どもの言動があるのです。「子は親の鏡」なのです。そして、親子のバトルが始まり、互いにヒートアップするのです。いつの間にか、子どもに対する愛着スタイルが不安定になった大人と、大人への愛着パターンが不安定になった子どもができ上がるわけです。そして毎日がバトル＝破局です。でも多くの大人は、「毎日が破局の連続」とは夢にも思っていないようです。甘く考え、許しあえる範囲、互いに許容できる範囲と考えているようです。

この中で育ってしまう、「親の善意が、子の悪への道を掃き清

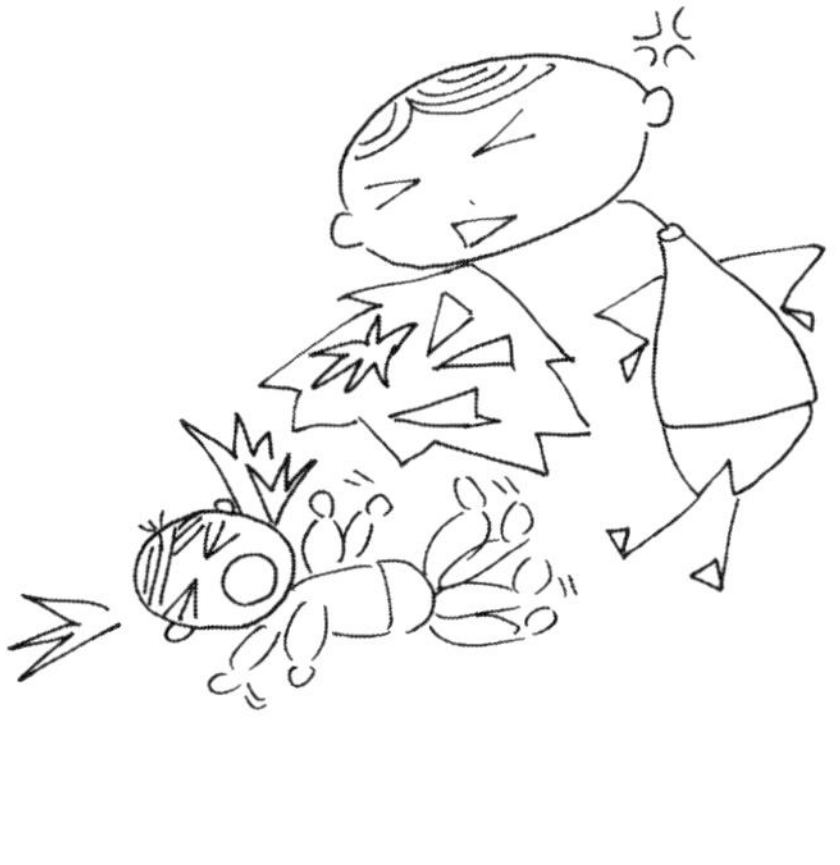

める」構図は、悲劇でもあり喜劇ともなります。このことに気づいていただければ、「親・大人側が仕掛ける愛着再建・修復プログラム（文献3）」、「互いが笑顔で向き合える親子の関係」を作ろうと試みる方向へと、子育て内容を転換することができます。

ちくちくながながと　怒る子育て　虐待手法

「ちくちく言葉」「ふあふあ言葉」という表現を、気にしましょう。「ながなが」と「ちくちく言葉」を使ってはいけません。誰も得しません。「短く、ふあふあ言葉で注意をする」、つまり「コマンド」的声かけで良いのです。「だめ」「よし」といったワンコとのお付き合いのコマンドは、すっきりしています。わんこは、すっきりしたものを採用・理解します。というか、それが最大限理解できる範囲なのでしょう。「よし」では動くが、「よし‥こさん」では動かないのです。律儀なのです。**（楽君、かわいそうだった…我が家のコーギーわんこ、名前は楽俊《らくしゅん》）**

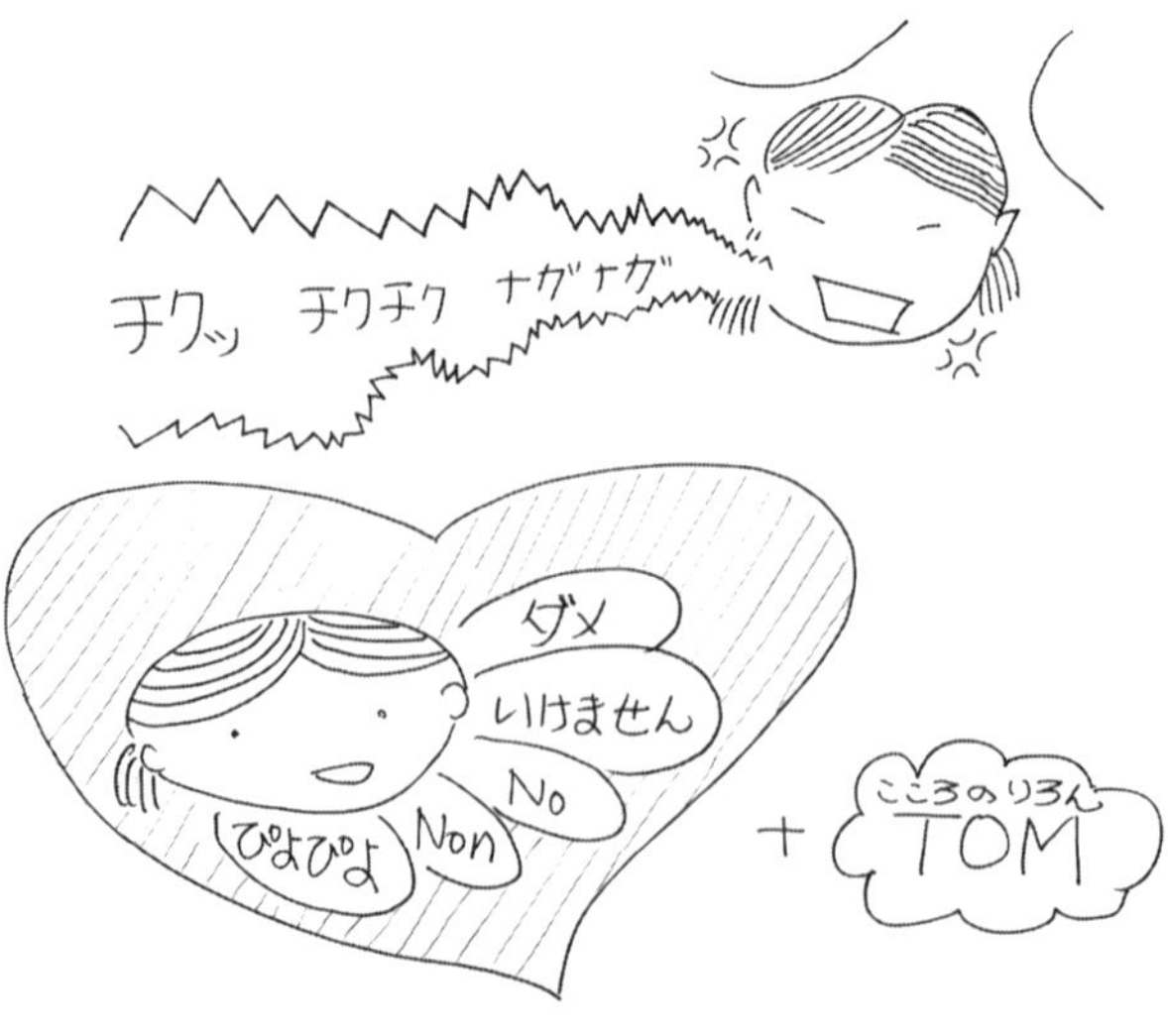

27　大人側が　やってはいけないことは？

人の世界にも、このすっきり感ある言葉というか記号的言い方を導入すべきだと思っています。一方、そうしていないのが、人間の親子の世界です。次のことに移って行動してほしい時に、「もう少しはいいよ」「もうちょっとしてからね」「あと5分後にはしてね」などなど、その都度や日毎、そして場面によって様々で、ファジーなやり取りが多い中で、子どもたちはどこまで許されるのかがよく分からなくなるはずです。「いいんだか、だめなんだか、何なんだろう、もう少しいけるかな」と子側はなります。ある程度許してしまった後では、「何なんだ。なんで、もう少し許してくれないんだ」と、子は怒るでしょう。ですから大人は子どもに注意を与える時には、すっきりとしたコマンド対応をしましょう。「だめ」「だめです」「いけません」と。これで全く十分です。**（すごおく長あく怒られた気がするけどね）**そうしないと、大人も子どももヒートアップする中で、大人は虐待手法を採用することにつながるでしょう。

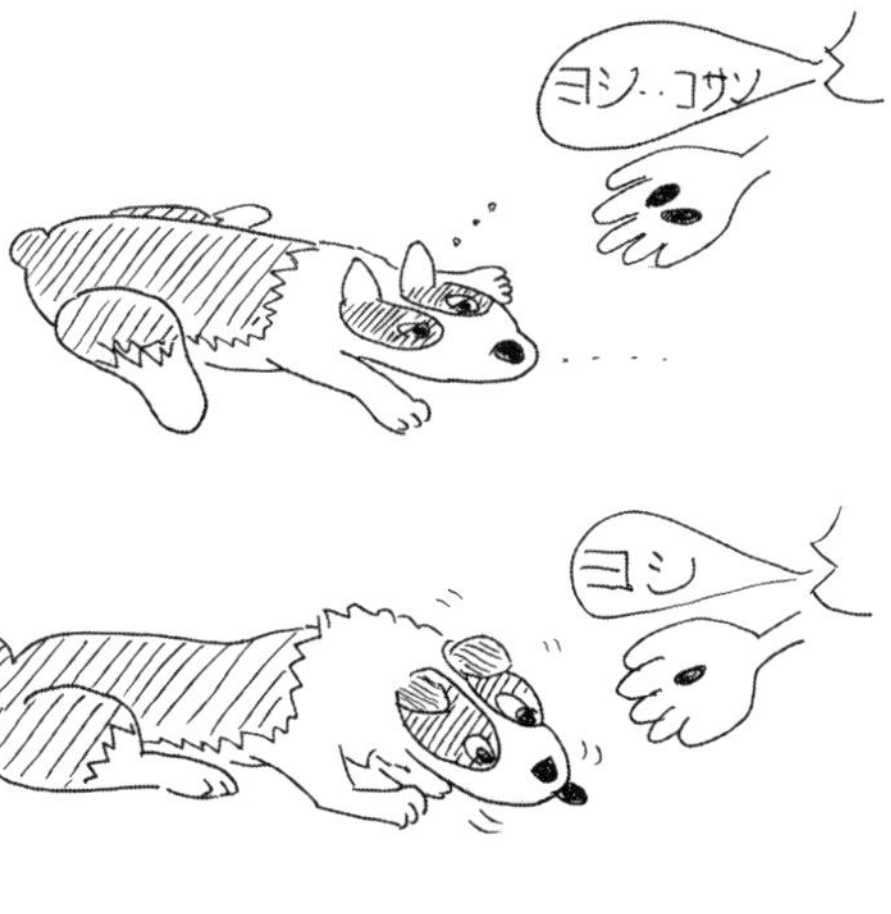

例えば、「ゲームは30分。5分まで延長は許可。それでも止めなかったら、一週間なし」といった枠組みづくりをし、厳密に守ることが大事です。その都度変えず、ゆらがないことが必要です。

ライオン　わんこ　人間の子

　ライオンは、例えばサーカスの中で、動物として嫌いな火の輪くぐりをして見せてくれます。それをするとご褒美を貰えることを知っているからでしょう。狼の末裔であるわんこはコマンド（まて、良し、おすわりなど）をおそらく語尾で理解しているといわれ、家の中で人間と共生しています。「待て」と言われても、その後ご飯やお菓子が与えられることを知っているから、人間の指示に従います。この枠組みが崩れ、ある時は貰え、ある時は貰えないとなると、枠組みが崩れたと認識して、まずはうなるなど抗議し警告を発し、その後には暴れるか人間と闘うでしょう。理由なく褒美を貰えないと認識すれば、彼らはある程度我慢した後に人間を襲うかも知れません。彼らからすれば、人間の行為が一貫性なく理不尽で不義理だからです。人間と動物といった異文化同士では、特に、枠組みをきちんとしておく必要があるのです。

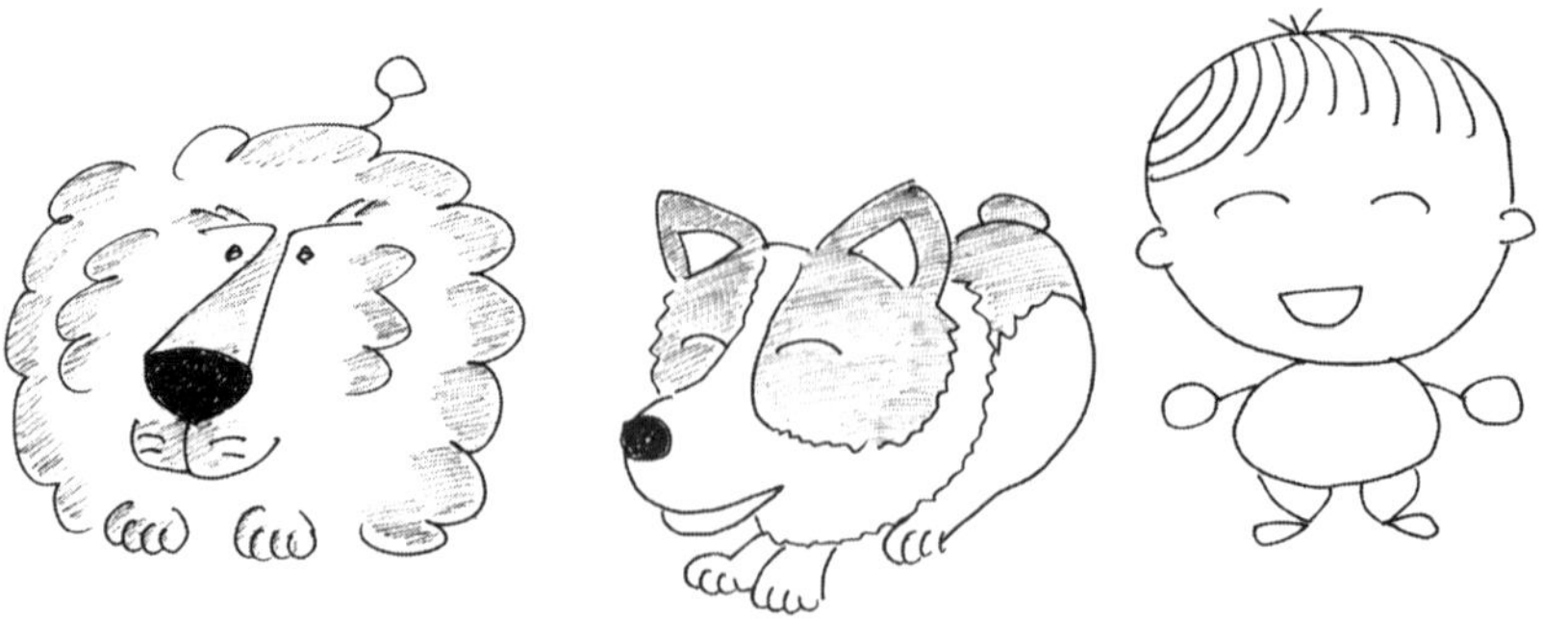

一方、人間の親子はどうでしょう？　枠組みはすっきりしているでしょうか？　「枠組み」は崩れているのではないでしょうか。ある時は許可されゲームをたくさんさせて貰い、ある時は駄目と言われます。どこまで許してくれるのかを、毎日親子で攻防する家庭はたくさんあるでしょう。言葉でやり取りや交渉することができる人間同士では、「言葉を使うが故に、枠組みをすっきりと作ることに失敗している」のです。明確な「枠組み」を通し、互いの信頼関係作りをしましょう。

くち悪い　我が子を見たら　自分の鏡と思おうね

これは、方言の強い地方で育った子どもは方言を話し、大人の振る舞い方がゆっくりだったり、またはその逆だったりする地方で育った子どもはそのように振る舞うわけで、「子どもは大人の鏡」です。子どもが怒ったり暴言を吐いたりする時には、近くにモデルがあるはずです。結構

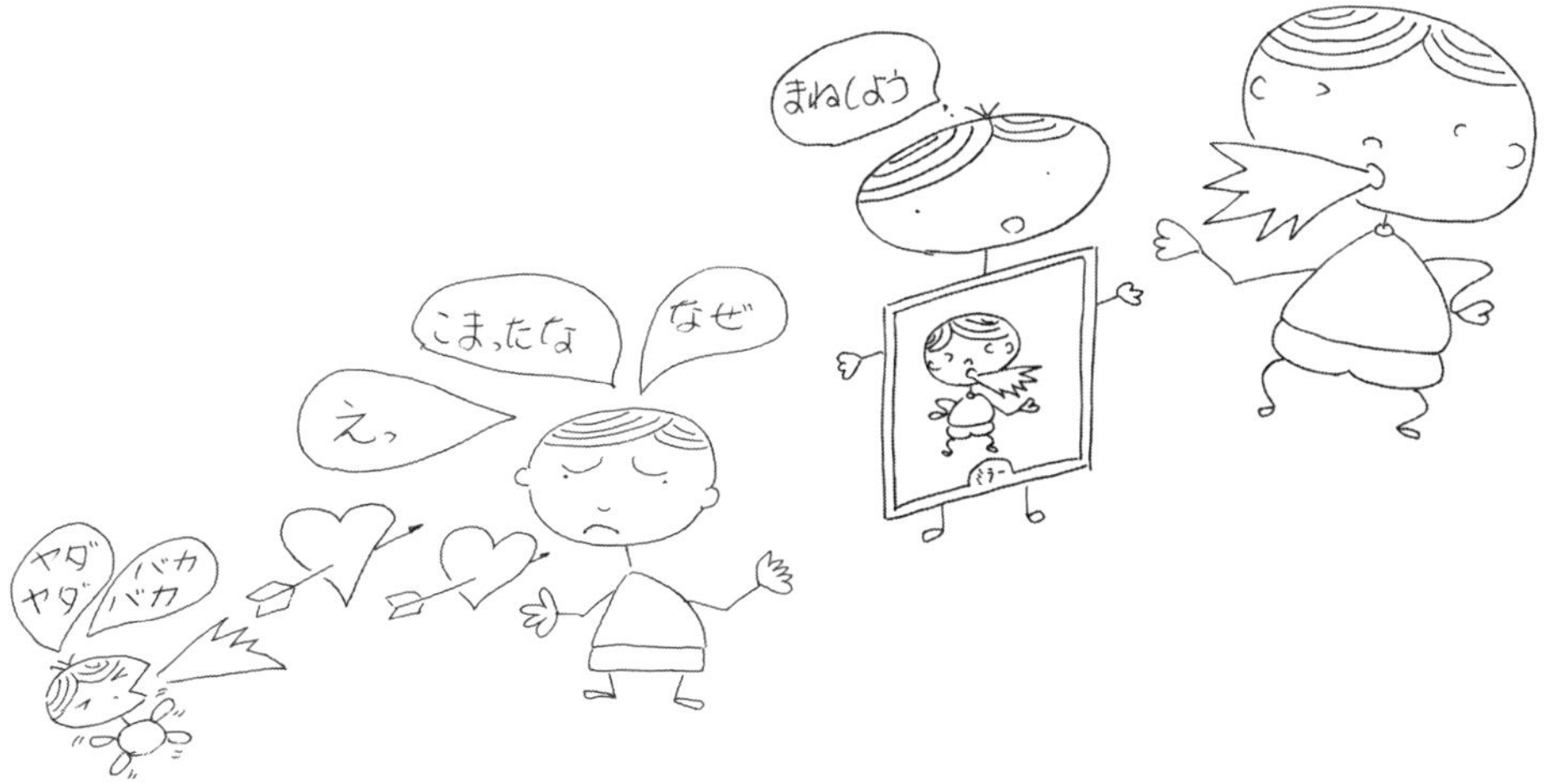
まねしよう
なぜ
こまったな
えっ
バカバカ
ヤダヤダ

両親だったりしますので、「両親は日々の振る舞いに注意すべき」となります。ですので、「丁寧言葉で互いを認め合いリスペクトする言動」が、社会性ある人間を育てる上での基本であり、家庭ではそうすべきとなります。「してあたりまえ」でなく、「‥してくれて、ありがとう」などの大人側が発する感謝の言葉は、子にとっての良い言動モデルとして大事です。これは子どもも大人も、なかなか難しいので、「くせ」になるように、先に大人がモデルを示しましょう。例えば、家で伴侶がお茶を出してくれたら、すかさず「ありがとう」ですよね。

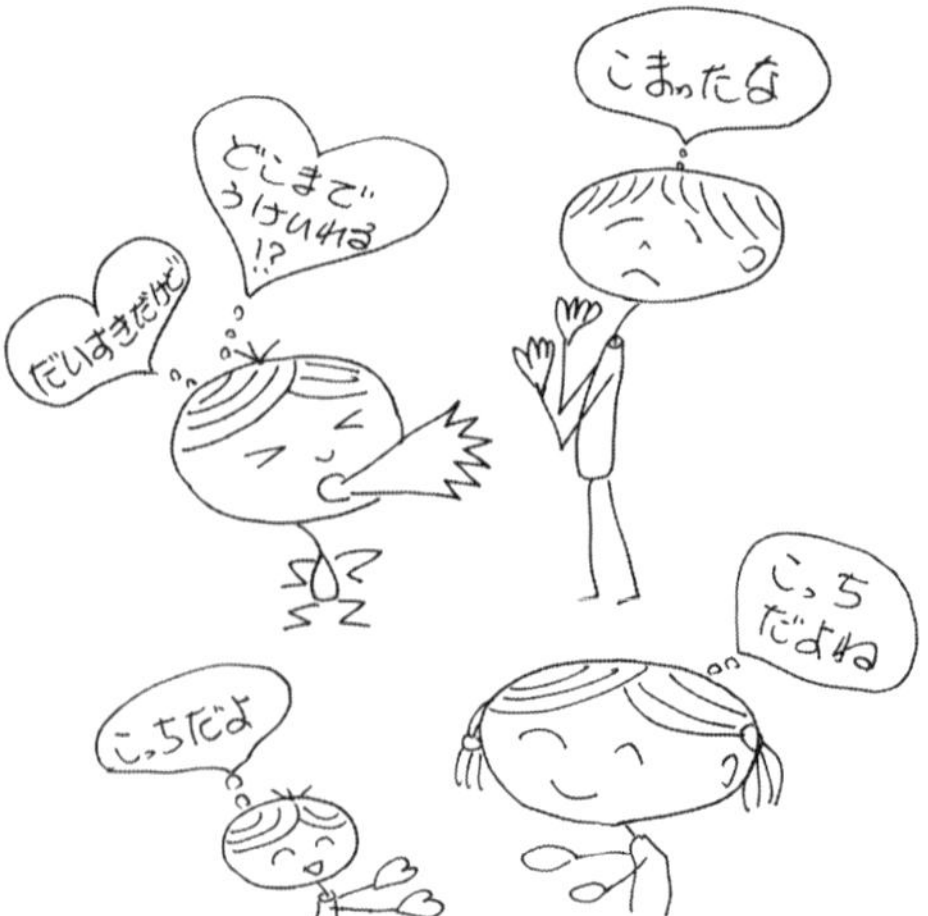
こまったな
どこまでうけいれる!?
だいすきだけど
こっちだよね
こっちだよ

よい言葉　使ってにっこり　ありがとう
子どもはね　一番好きな人に　辛くあたります

子どもは、どうでもよい人には辛くあたってきません。「ばか、しね、でてけ、ばばあ」と母に向かって言う子どもは、一番お母さんが好きなのです。ぐさりと大人の心にささり、大人は傷つくわけですが、これらの「子どもの言葉を翻訳する」と、「大好きだ、ママ。もっと叱ってもいいから、怒ってくれると嬉しい。私もいたずらをしかけて、叱られると嬉しいんだ。もっと叱ることで私に注目して。大好きだ。ママ」と言っているのです。間違っても「私の事を侮辱している。許せない」などと考えないことです。「言葉をその場で修正させ、謝らせなければならない」などと考えないことです。「お釈迦様の手の平の上で、孫悟空があちゃら語で騒いでいる」と考えるべきです。わんわんと吠えてくれた方が日本語の内容がないので、聞く大人としてはありがたいのですが、人間の子はそうはしてくれないわけです。そんな中で「怒った時には、ぴよぴよ語で怒ってね。お母さんやお父さんもそうするからね」と子にお願いすると**（ムカッとするけど）**、1週間くらいですがやってくれる親と子が時々出てきます。感情コントロール練習になります。素晴らしい！

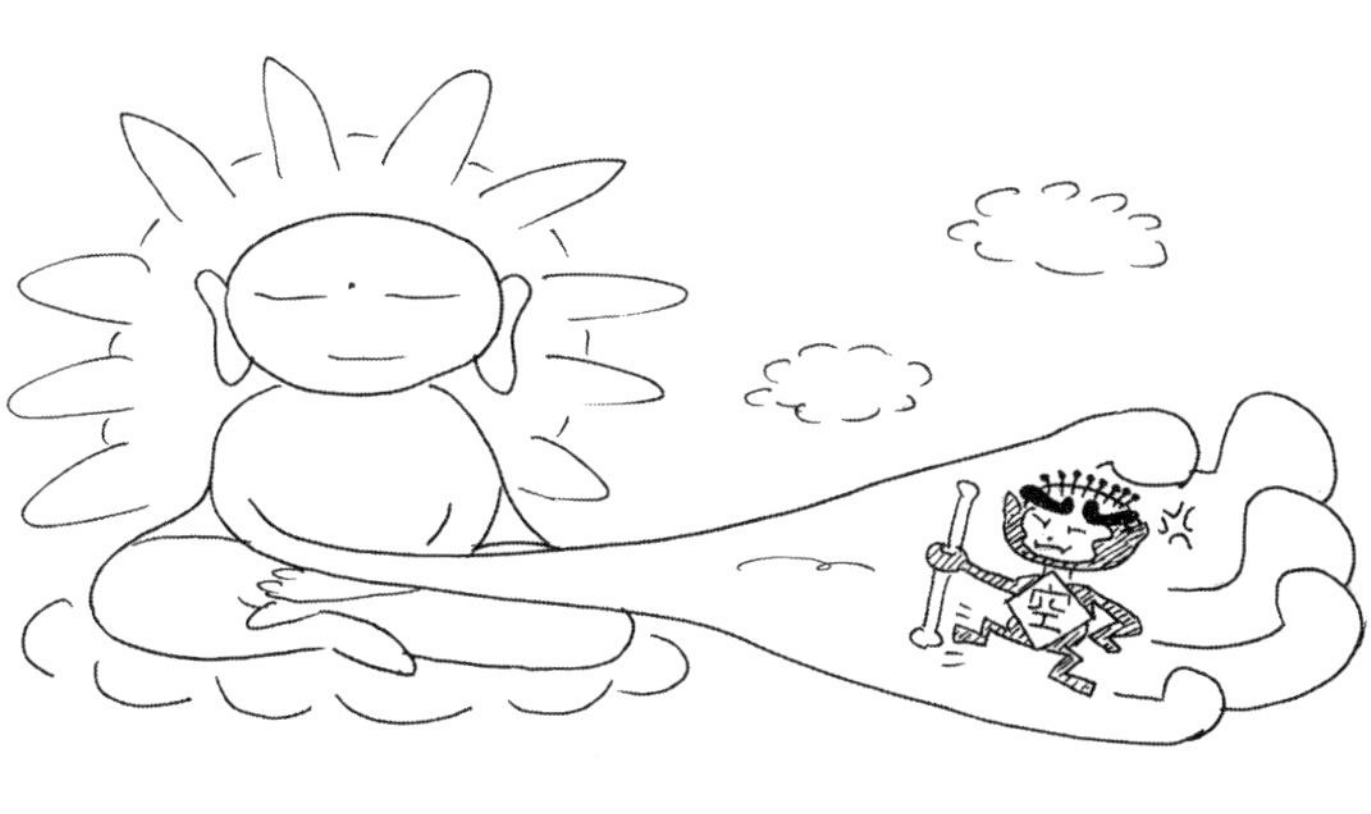

大人側が　すべきことは？　――家庭内で

愛着再建・修復プログラムで　楽しい子育て　明るい未来
荒れてる子と　一緒に遊んで　気持ちの共有・愛着修復
荒れてる子に　のせられないぞ　するぞ　穏やかな子育て振る舞い

子どもが、親に対し難癖をつける事が多くなり荒れている時、人との関係を作ることに興味があまりなく一人で過ごそうとしている時、大人側は前者を不安型愛着パターン、後者を回避型愛着パターンと呼んでいます。これらは愛着（障がい）スペクトラムと呼ばれている状態の中に位置づけられます（文献2）。どちらも、不安定な愛着パターンであり、安定した愛着パターンに変化させていくように、大人側が努力すべき状態と考えます。

「愛着が育つのを押し留めている環境がないか」を

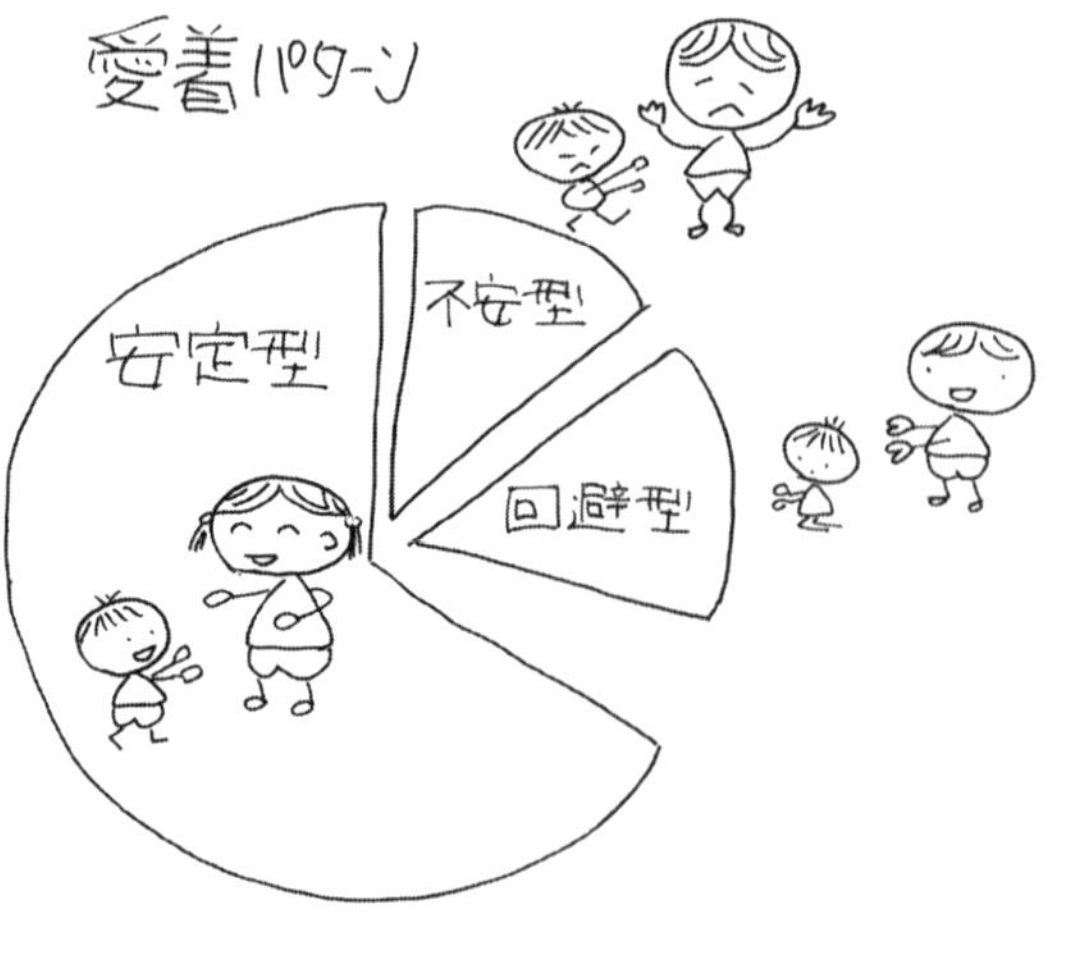

まず検討します。四角い窓への一人没頭スタイルにはまっていれば、「四角い窓」は排除すべきです。**（じゃあ、排除しましょうか）**父母が怒りんぼであれば、それを止めることです。叱ってばかりであれば、まずは叱ることを止め、穏やかに声掛けをする、何でもよいから褒める練習をする（顔色と服装を褒める）などが必要なはずです。互いに不安定な愛着状態であればある程、大人は子どもと一緒に遊ぶことを通して時間を共有し、子育てを楽しもうとすべきです。このような時に、「子どもを怒ってでも躾《しつけ》なければ」などという姿勢は止めるべきで、そうする中で、互いに愛着は安定・改善するのです。愛着改善は、大人が仕掛けるしかないのです。

親トレで　じっと3ヶ月　明るい未来

親が親トレーニング・ペアレントトレーニングなどを通して態度を変え、子どもに穏やかに対応できるようになり、簡単に怒らないようになると、子どもは「あれっ」と思うはず

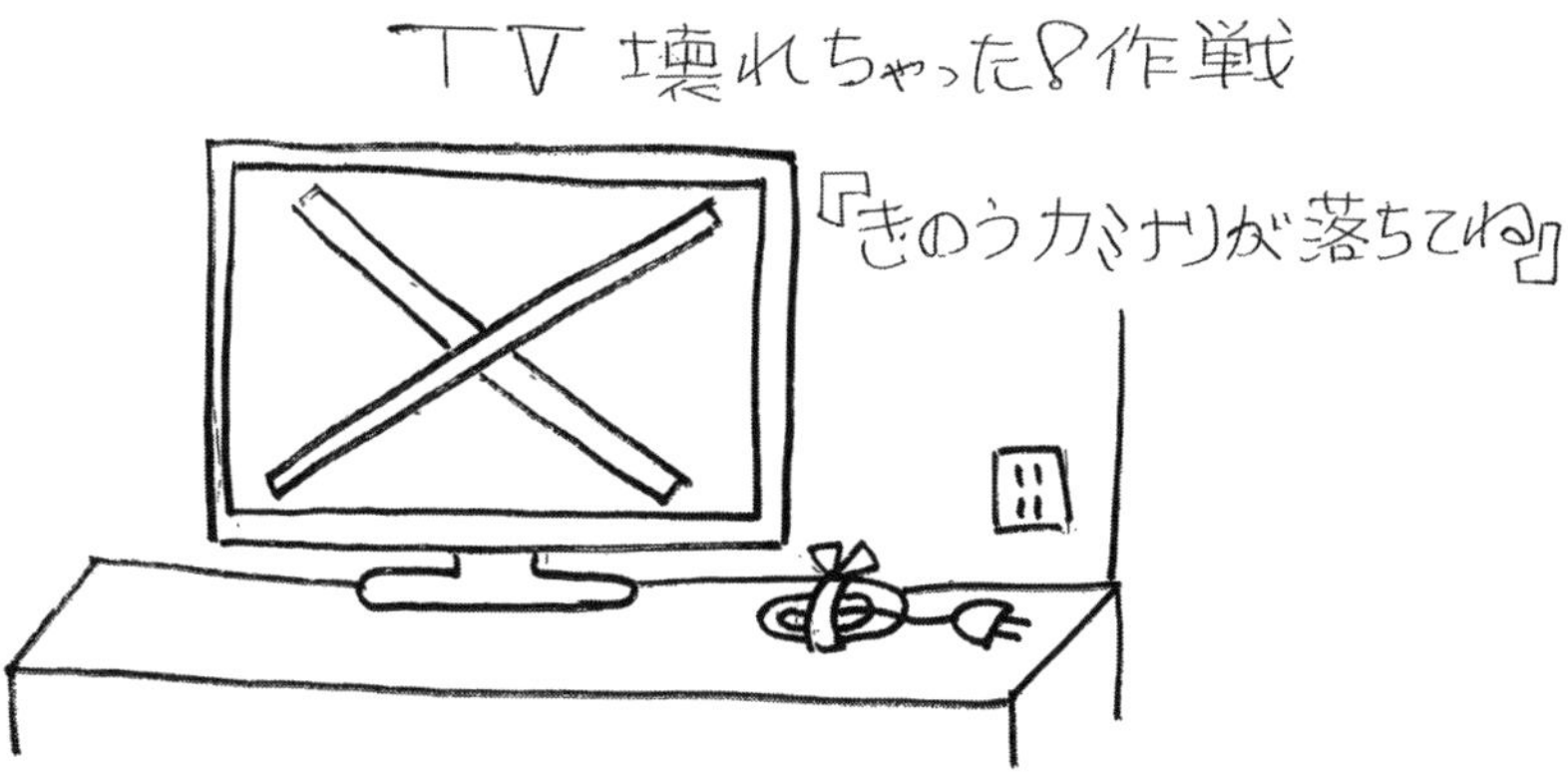
TV 壊れちゃった!?作戦
『きのうカミナリが落ちてね』

です。そして、いずれそのような状況を子が好むようになり、子が穏やかになります。

一方、「いつもの親と違う、何で?!」となることも、大いにあるでしょう。1から3ヶ月くらい経った時点で、親が試される時期があることが知られています。「この親の態度は本物だろうか?試してみるぞ。暴れてみようかな」、「これまで通りの怒りんぼの親の姿を見せてくれないと僕は不安だ、不満だ」となるようです。

問題行動を消去しようとして、「反応しない」といった手法を使うと、無視されたくない子、注目されたい子どもとしては、大人の行動が本物なのかどうかを試すごとくに、注目行動を再度より激しく繰り広げることが起こります。これを「消去バースト」と言います。「問題行動を消去しようと、大人がこれまでの虐待手法の子育て対応を止め、行動見本としてよい行動・穏やかな対応へ切り替えると、問題行動が再度燃え上がる(バーストする)時期がある」のです。この時期が正念場です。ここで耐えねばなりません。再度怒れば、元の木阿弥になるからです。耐えましょう。「やっぱり、僕の親はこうだよね。こうでなくっちゃ!もっと怒ってよ。半分嫌だけど、半分嬉しいんだから・・・」とならないように。

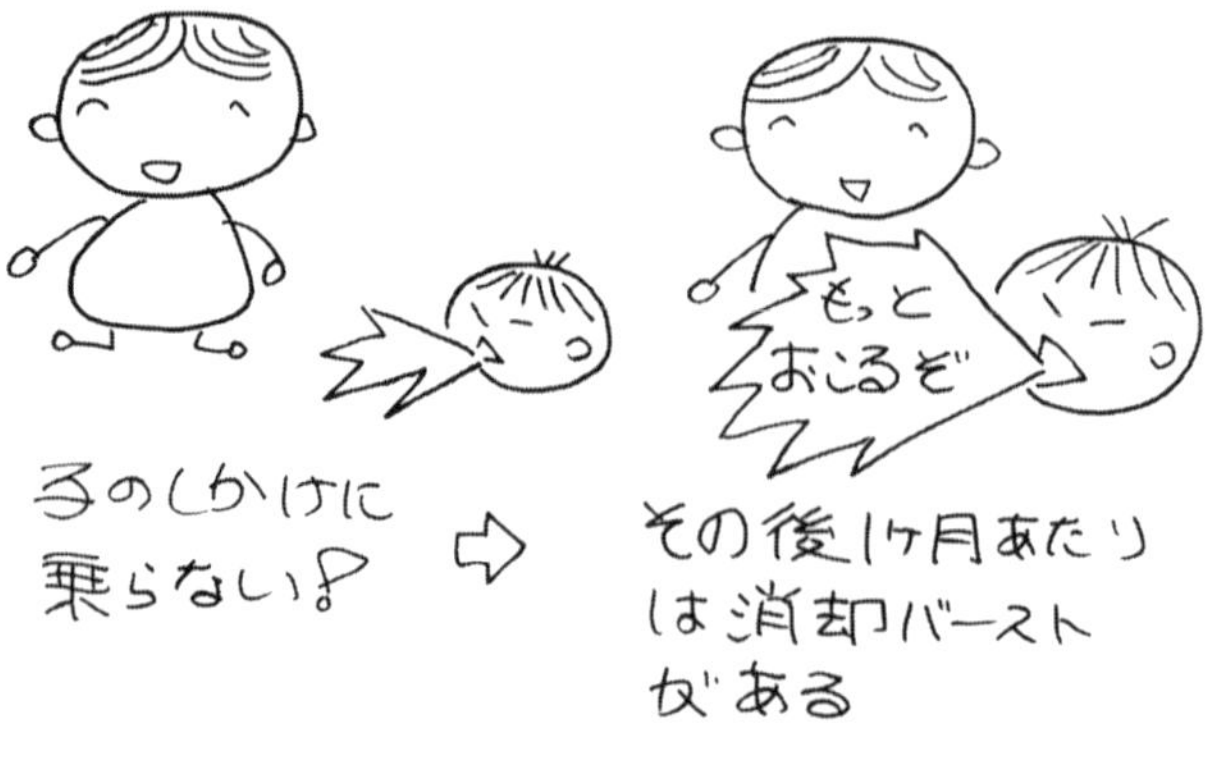
もっと
おこるぞ
子のしかけに
乗らない!
その後1ヶ月あたり
は消却バースト
がある

褒めるとスルー　わんこも納得　ペアトレの基本

わんこ育てをして、なるほどと思ったことがあります。おしっこをいろんな所にして困り果てた赤ちゃん時期。叱ってもトイレの場所以外でおしっこをしてしまいます。上手く行かないのです。獣医さんに相談し、トイレとして床の数か所にトイレシートを敷き、そこでおしっこをしたら褒め、だんだんその場所数を減らして行きました。これで、１ヶ月以内という短期間で、１か所のトイレでおしっこをすることを覚えたのでした。「なるほどなあ、褒めた方が早いのだ」と学びました。報酬系（褒められると嬉しいので、僕がんばる！　というシステム）はわんこにも人間にもあるわけですし、人も褒めた方が早いはず。**（だいぶ怒ってたよ）**

子育てで、親と子の「枠組み」の学習を効率的にしてもらうには、「問題行動には反応しないで、一方良い行動は褒める」「問題行動を止めたら褒める」という、「褒めること」と「反応しないこと」の「対の行動」で教えるのが早いのです。

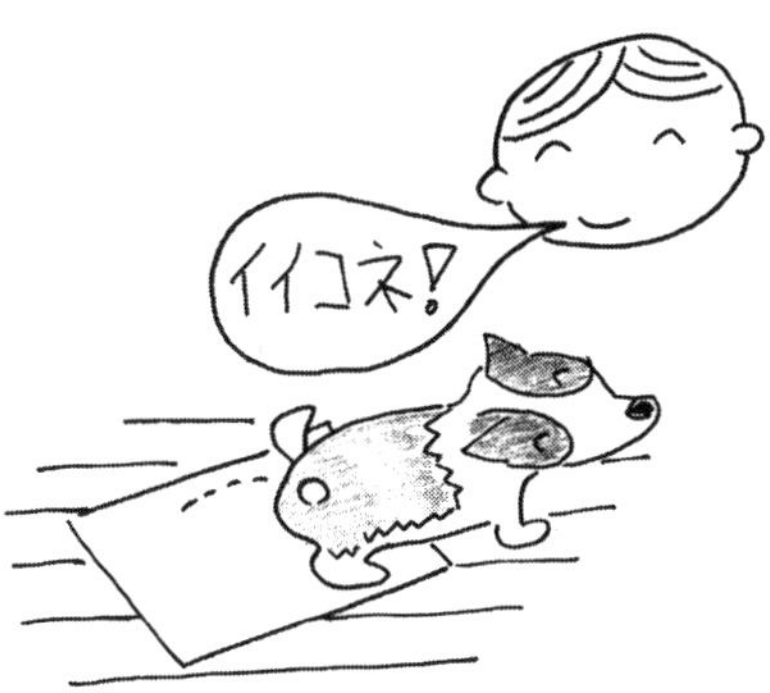

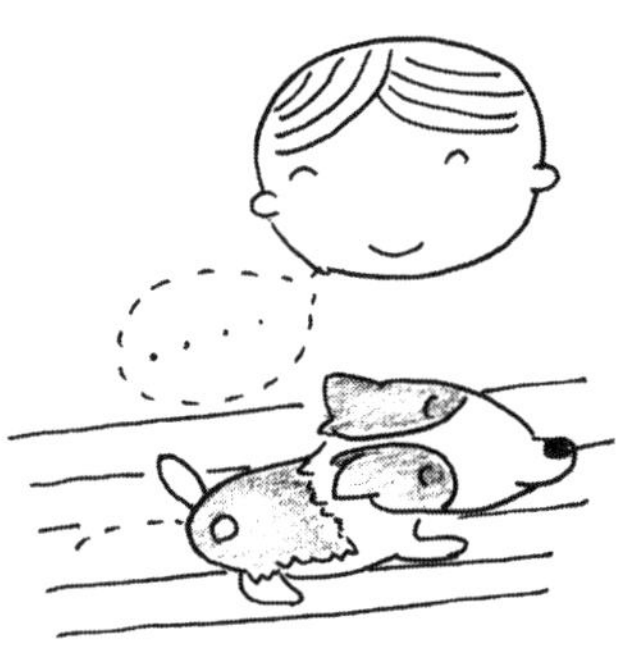

イライラを　ぶつけられてもスルーして　感情コントロール
かちんときたら　後ろをふり向く　その場をはなれる

　子が感情コントロールできずに暴れたりした場合、怒りながら「そうすべきではない！」と熱く子に語るスタイルは、ストップしましょう。あくまでも、「お釈迦様」的立場にいるはずの大人の「手の平の上」で暴れている「孫悟空」であると、子どもの事を思うのです。**（すごく失礼だよ。子どもたちに）**少し、大人側の心が落ち着きます。そして、子どもの言動に反応しないように努めるのです。大人として、感情コントロールを試みるわけです。

　とは言っても、子が荒れている場面に遭遇すると、大人も「かちん・ぷっつん」となり、心は乱れるでしょう。そうなったら、その場を離れるのがベストです。子どもの姿が目に入らない状況に自らを持っていき、心穏やかにもっていくために、大人もその場から離れるべきです。子どもの立ち居振る

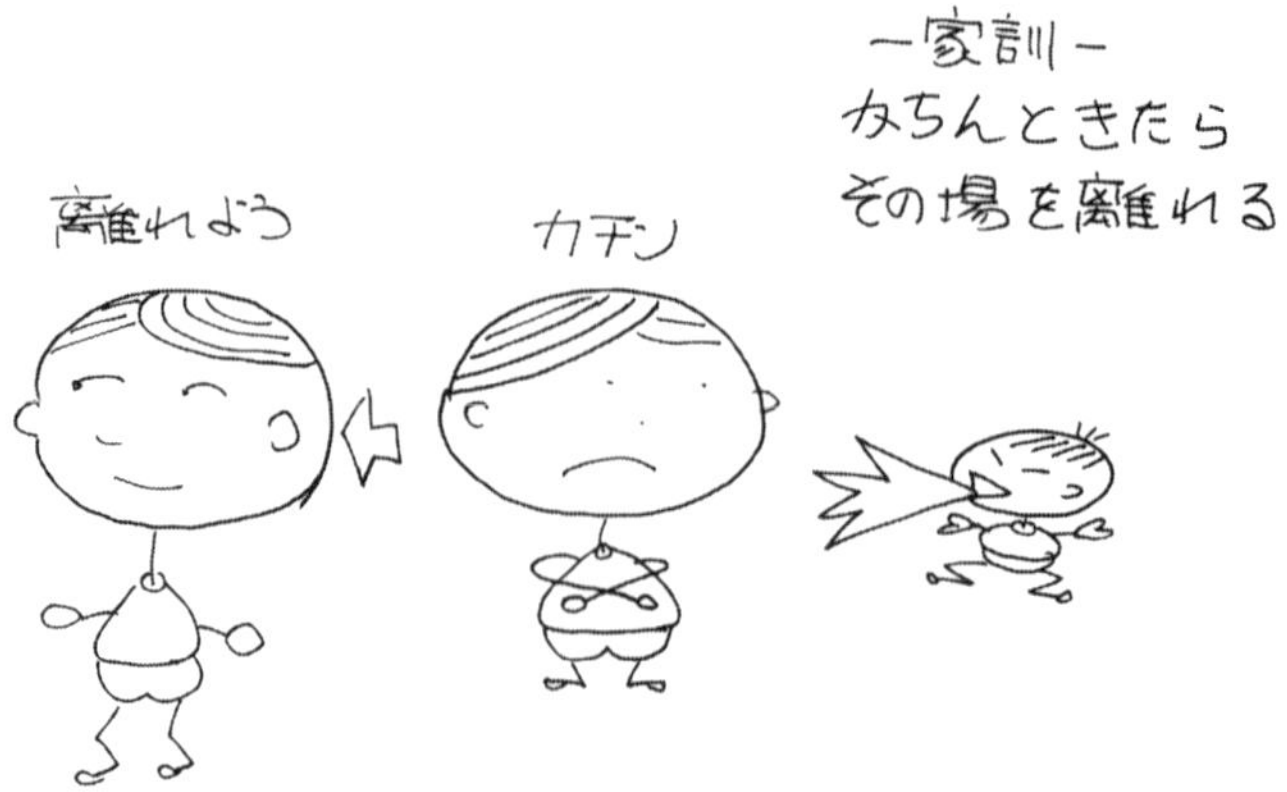

舞いという視覚情報を目や耳に入れないようにする、怒りの感情が起きないようにその場を離れるべき、つまり自ら視覚的に情報を遮断した方が良いのです。

子の興奮が収まってきた時点で、落ちついた状態の子を褒める方が被害は少ないでしょう。「お母さんは、今の方が好き！」と。上手くいかないことも多い中で、このような方向性は原則としては大事です。あるお宅では、子どもが暴れ出すと、寝たきりのお爺ちゃんを残して家族は屋外に避難し、興奮しての暴れが収まった後に屋内にもどり、親は子どもと一緒に後片づけをしているお宅がありました。これも一つの方法と感じ入りました。

しかるのは後手　先手は何か考えよう

怒る・叱るという行為は、子どものしたことの「後追い」でしかありません。親が主導権をとって子を導こうとする対応にはなり切れません。親が子どもへの絶大な権威・影響力を持っている中では、怒る・叱るという行為が有用であることはありましょう。しかし、

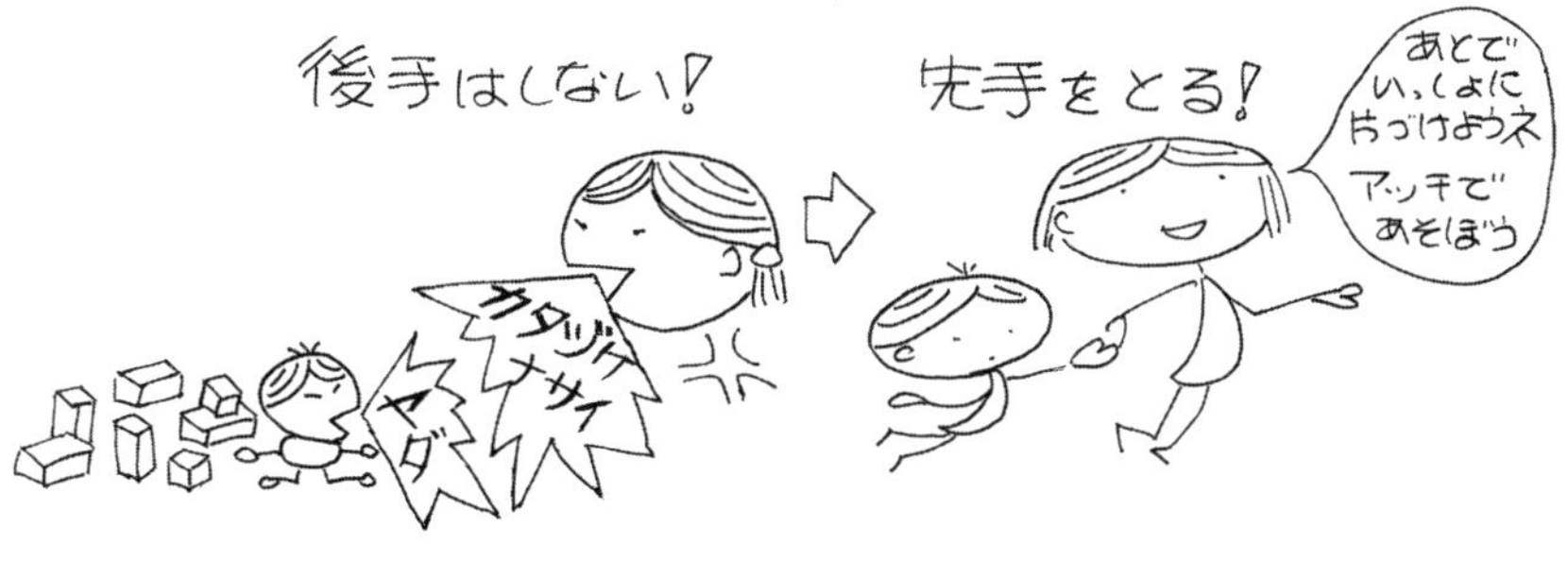
後手はしない！
カタヅケナサイ
ヤダ
先手をとる！
あとでいっしょに片づけようネ
アッチであそぼう

影響力が弱まっている中では、怒る・叱ることは単なる後追い＝「後手」対応でしかなくなり、子どもへの良い影響は少ないでしょう。大人の権威を見せつける如くの怒る・叱る対応は、子側に恐怖を醸し出すだけでしょう。

それよりも、子どもの気持ちを切り替えることを優先した方が、生活の中で子どもに対する主導権を親が握ることに役立つでしょう。止めてほしいものにはまっている時に、子どもへの声掛けは、「あっちに行って、○をして遊ぼう」という具合です。これを「先手を取る」と表現しています。先手を取る事で、「主導権を親が保持していく」「親が貴方の導き手であることを知ってもらう」ことが可能になります（文献3）。

もう一つ、人が気持ちを切り替えるには、耳からだけでなく、目からの情報入力が有用です。カードや紙に描いたものを見せることも有用です。もう一つ言えば、体の動作を加えることも有用です。例えば、冷たい水を飲む行為には様々な動作関連の脳システムが動き、かつ脳に感覚が引き起こされるわけで、気持ちの切り替えに有用なはずです。行動を切り変える前に、「まずは冷たい水を飲もう」という試みは有用になりましょう。

言葉による　感情ラベリング　それは心の整理です

子どもたちは、自分の感情を言葉で表すことができない場面が多いと推測できます。この気持ちは「何だかわからない。上手く処理できない。わめき散らすしかない」となります。そこに、言葉で「悔しいんだね」などと言われると、「ああそうだ。この気持ちは悔しいんだ」と納得できるようになるでしょう。「大人が子どもの感情にラベルを与える」作業が、子ども自身が自分の気持ちを整理・理解・納得することに役立つでしょう。子どもがパニックを起こさず上手く振る舞えるためには、言葉で子どもの感情をラベリングしてあげ、自分の気持ちを言葉で切り分けることができるように導くことが必要・有用です。大人もこのような作業を通して、自らの感情を理解してきたはずです（文献3）。

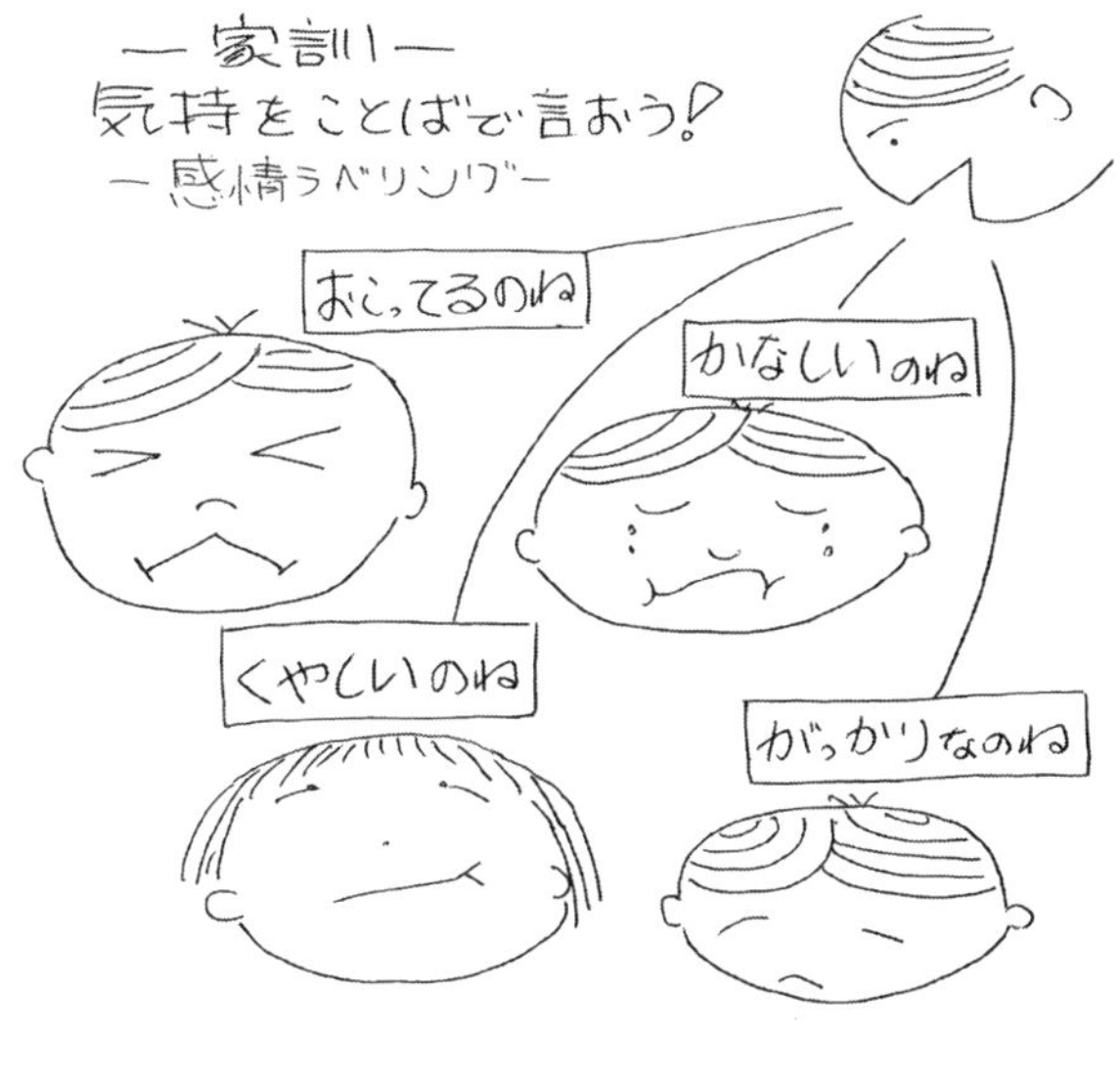
—家訓—
気持をことばで言おう!
—感情ラベリング—
おこってるのね
かなしいのね
くやしいのね
がっかりなのね

たっぷりほめ　ちょっぴり注意で　すくすく育つ
注意はね　みじかいコマンド　ふあふぁ　ぴよぴよ
短い注意　その後が大事　理由説明

「短い注意」にプラスして、子どもが不適切な事をした場合、周りの人は「人はどう感じるか、考えるか」といった「心の理論の中身の学習機会を子どもに対して作る」ことが重要です。子どもたちに多数派の心の動きといった文化を学習してもらう必要があるのです。心の理論の中身とは、「人はこのような時に、どのように感じ、考えるか」です。虐待手法で怒り飛ばすだけでは、怒っている人がどんなことを考えているかは学べないのです。

ふあふあみじみじと　褒める子育て　幸せ家族
ほめてほめられ　自信をつけよう　親も子も

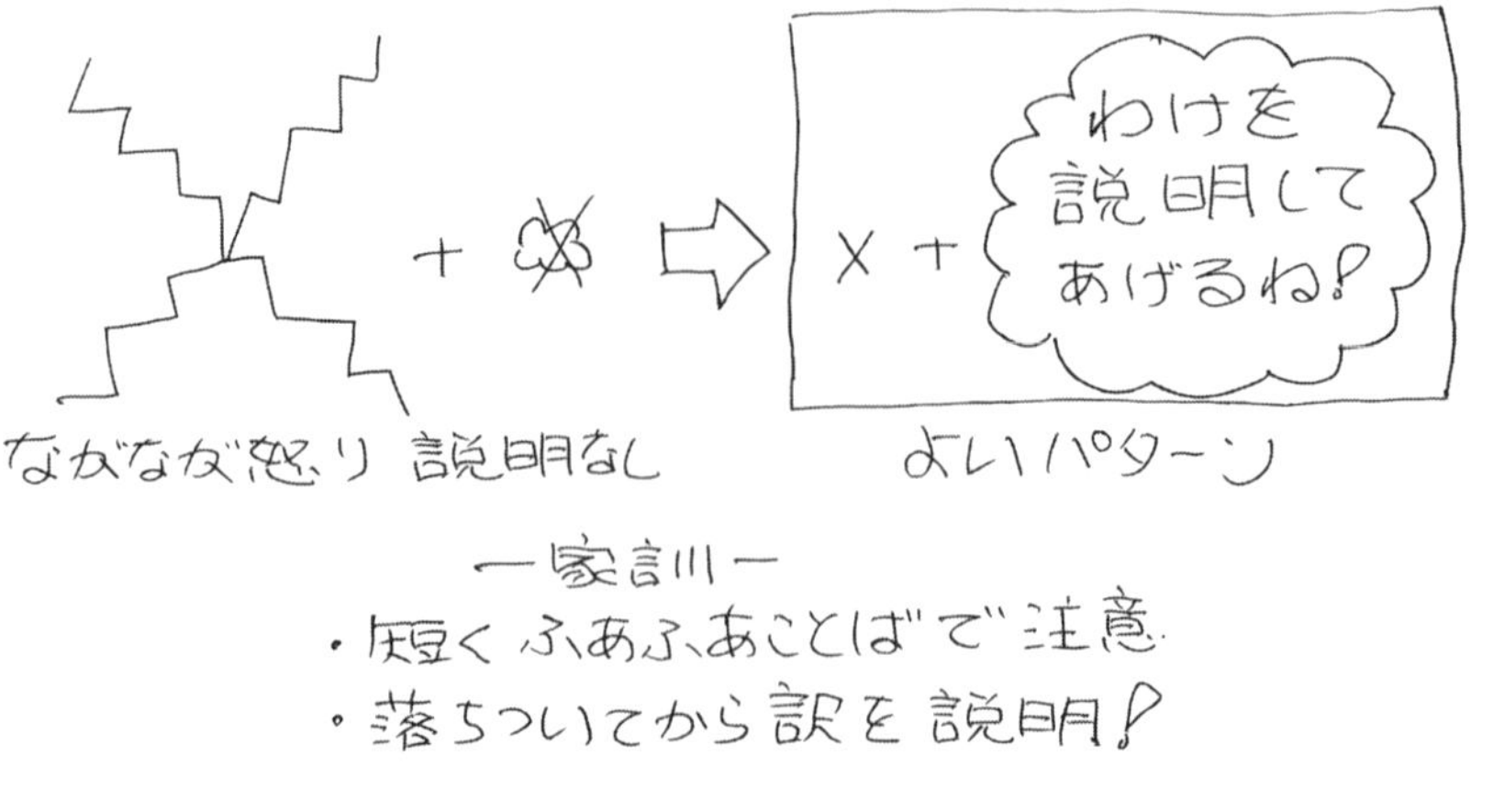
わけを
説明して
あげるね!
ながなが怒り 説明なし
よいパターン
ー家訓ー
・短く ふあふあことばで 注意
・落ちついてから訳を説明!

「褒めるだけで上手く行くのだろうか」「甘やかしになるのでは・・」と心配する人は多いです。「怖がらせ、叱らねばだめではないか」と、それまでの親から怒られて育った自らの経験でそう思ってしまうのです。または、「褒めて上手く行った」という子育て上の実績や過去がないからでしょう。その意味で怒る親は自信を失っているとも言えます。まずはだまされたと思って、「褒める子育てをしてみましょう！」。

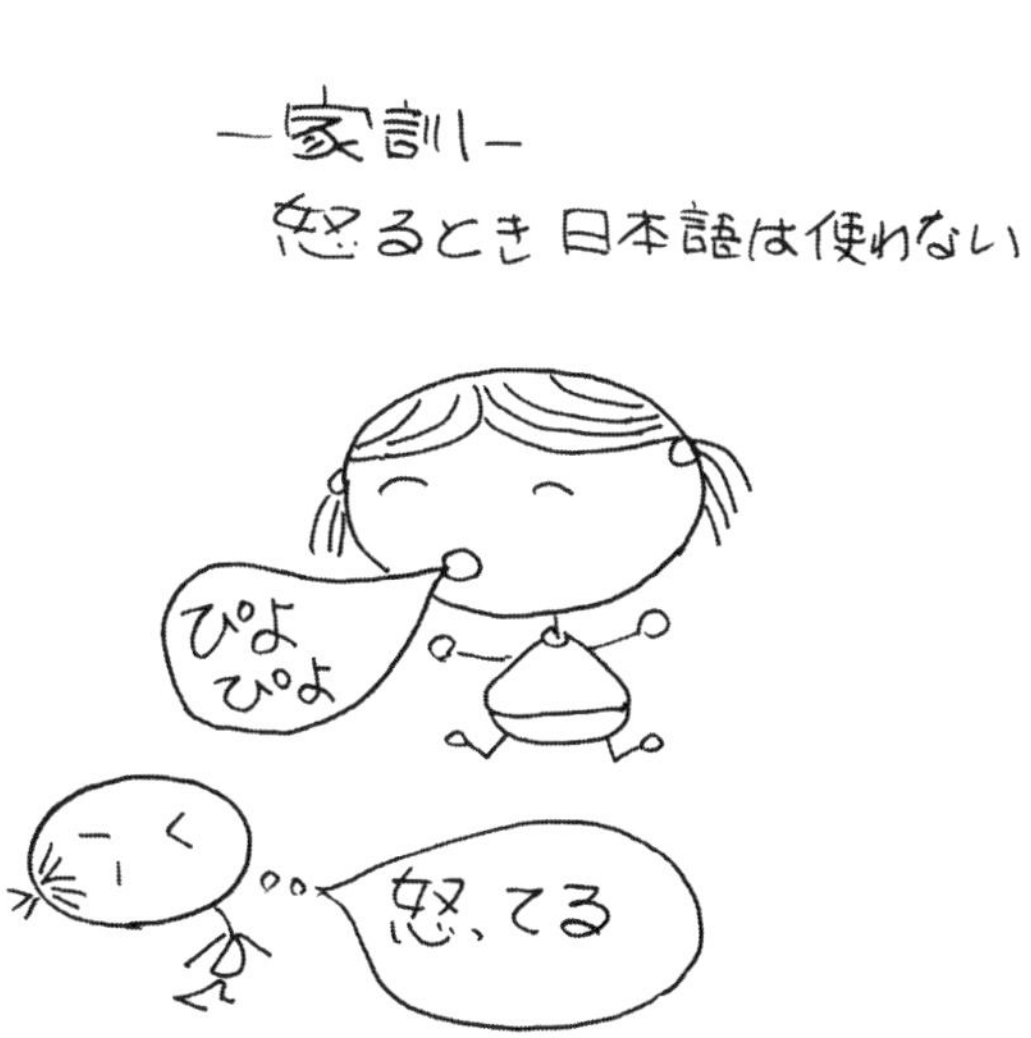
ー家訓ー
怒るとき日本語は使わない
ぴよぴよ
怒ってる

注目行動には　注目しない
「問題・迷惑」行動に　即反応しない

人の「問題・迷惑」行動は、４つに分類されます。①要求、②注目、③拒否・自己防衛、④感覚遊びとされており、納得できます。例えば、物を投げている場合とかを想像していただければ分かりやすいと思います。特に「注目行動」であることが多いのですが、そのことは見逃されることが多いのです。つまり、叱られたい・注目して欲しいが故の「問題・迷惑」行動であることを見抜けない大人が多いのです。

子どもは意識的というよりも、本能的に大人の注目を得ようと行動します。もちろん自分の方に大人の興味を向けさせるように大人を動かすわけですが、それは自分が生き残るため、サバイバルする為、大人に自分の世話をさせるためです。これにやすやすと反応し、子どもの仕掛けた罠にはまっていくのが、多くの親となります。赤ちゃん鳥の中でも、口をパクパク開け、しつこく叫び、アピールする赤ちゃん鳥に、親が配慮してしまい、多くの食べ物がアピールする鳥に多く行くのかもしれません。子は生き残りをかけ、人を動かす努力を本能的にします（裏表紙写真）。

「自分にあなたの目を向けて欲しい」との意図で、子どもが「問題・迷惑」行動を大人に対し展開している場合には、大人は子どもの行動に即反応してはいけません。注目してはいけません。そばにいても、目を見てはいけません。違う方向を向き、子どもの振る舞いに興味がない素振りをしなくてはいけません。このように「スルーする」ことを決意することと、演技力が求められます。もちろん大人の振る舞い（問題行動には反応しない）を通して、不適切であることを教え、止めたら褒められることを通して、適切な行動を学んで貰うためです。

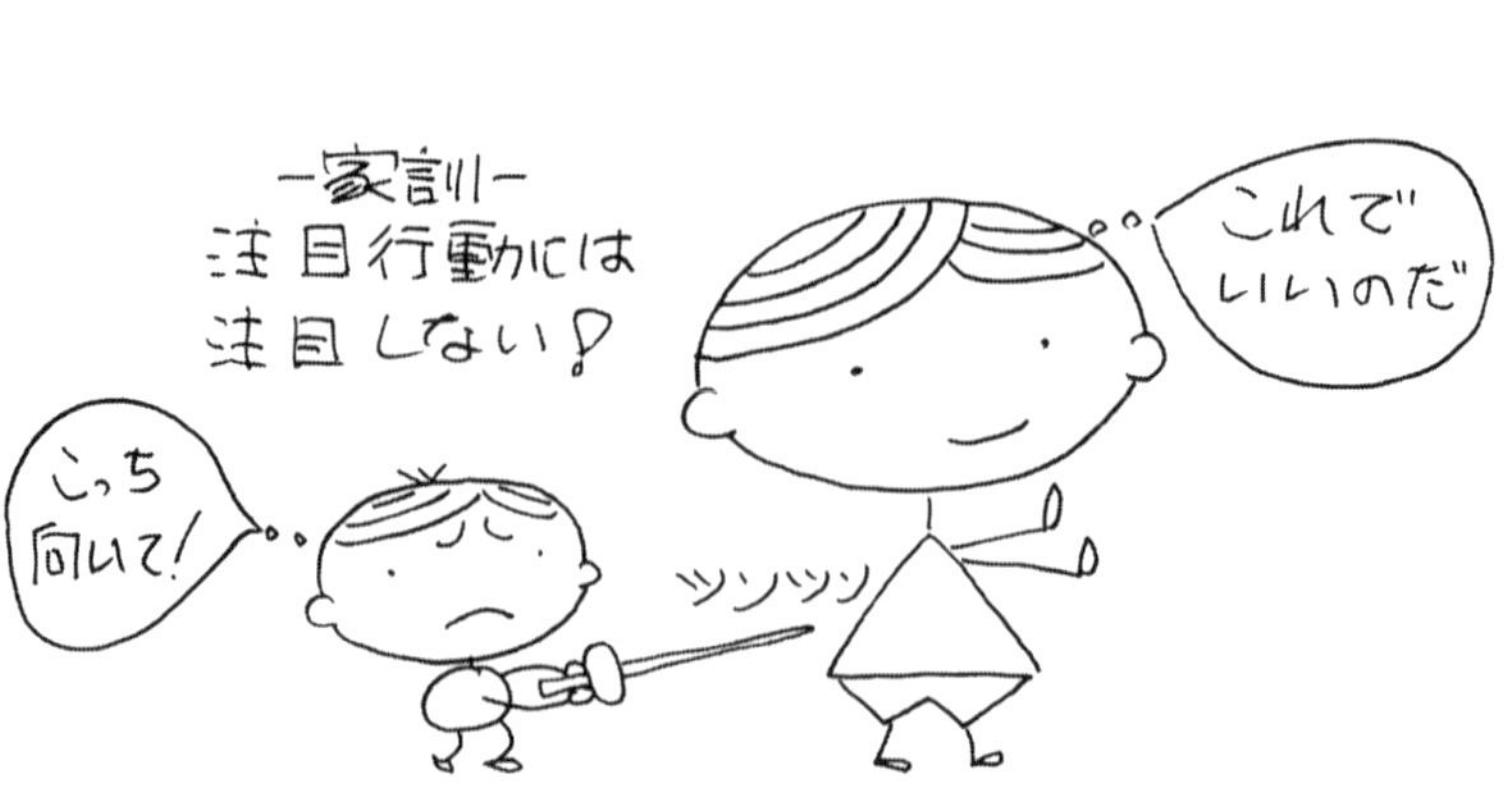
一家訓一
注目行動には
注目しない!
これでいいのだ
こっち向いて!
ツンツン

朝は子どもと　闘わない
テレビない朝　子どもと仲良し　笑顔で見送り
朝テレビなく　支度を手伝い　子と闘わず

朝は、テレビはつけないことです。朝から魅力的なテレビを見せてしまうと、日常生活はつまらない世界となり、やるべきことや親に対する興味が失せることは自然です。そして大人自らテレビを見つつ、子どもに「早く支度をしなさい」と指示をしても、説得力はなく、子は言うことを聞かないでしょう。

朝には、大人側がまずはテレビをつけないことをきちんと守る中で、子どもにして欲しい指示を示す必要があります。もちろん学校へ行く支度は前日夜にしておくべきで、朝のやるべきことを減らします。朝は起きて洗顔し、朝食を食べ、着替えて、昨

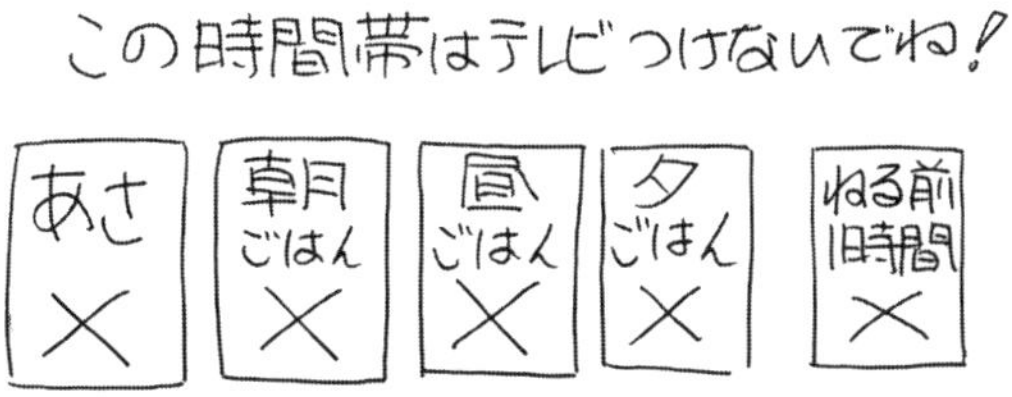

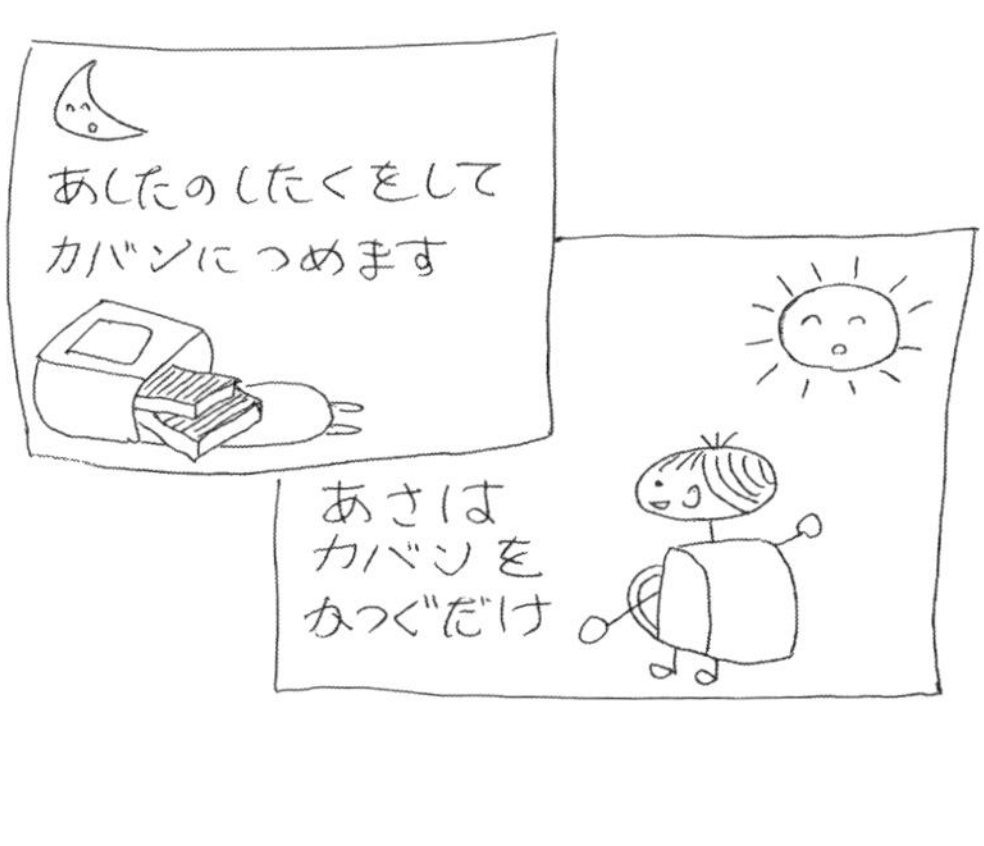
あしたのしたくをしてカバンにつめます
あさはカバンをかつぐだけ

日準備したランドセルやカバンを担ぐだけとし、そして出かけるのです。

「朝から激しく親子喧嘩するのは、愚かで何も得なことはない」でしょう。「朝は子どもと闘わない」事が必要です。朝なかなか指示が入らないとか、自己中心的に子どもがふるまっていたならば、親子トラブルを起こさないように注意し、最後は親が手伝ってでも、「朝は笑顔で送り出す」方が良いのではないでしょうか。朝から怒り怒られでは、互いの気持ちがブルーになり、一日気分が悪くなるでしょう。これは避けたいのです。

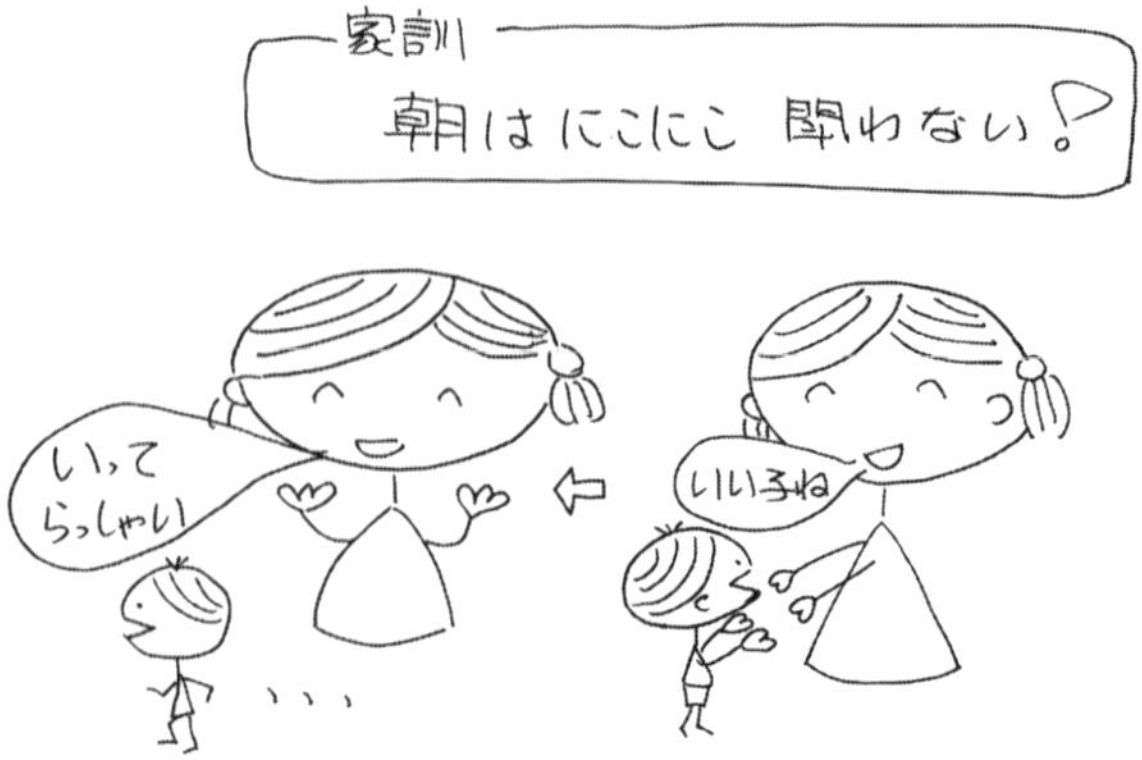
家訓
朝はにこにこ 闘わない!
いってらっしゃい
いい子ね

ノーテレビ　日週月の　お試しを　かみなりが落ちて　壊れちゃったね　四角い窓　壊れちゃった作戦　使えます　四角い窓侵略からの防衛戦争で

テレビ視聴を制限できないご家庭は多いです。大人はできても兄弟ができないとか、母はできても父は朝夕にニュースを見ながらの食事でないとだめ、とかです。また「食事中はニュースを見ながら黙って食事を摂る」ことが美徳と考える家もあるようです。そして、多くの時間をテレビ、パソコン、スマホ、ＤＶＤ、動画、ゲームなど四角い画面・四角い窓の視聴に使っているお宅や人が増えています。

未練なく四角い画面を止めること、これが一番テレビなどの害をなくすには早い方法です。「壊れちゃった」設定をするのが良いと思います。テレビ画面などに白いテープでバッテンマークをつけ、「テレビ壊れちゃった」と宣言して、押し入れにしまうわけです。また「昨日の夜、雷が落ちて、家じゅうのテレビが壊れちゃった」も使えると思います。1日、1週間、1ヶ月とか、ノーテレビ期間を作ってみましょう。こうしてみると、「テレビがなくても良い」事に気づき、むしろ「静かでよい」と感じることになり、多くの人はテレビがない方を選びます。また一日テレビ画面がない日々を送る中で、「見たいテレビ番組だけを見る」ことができるようになるでしょう。これは、テレビに振り回されないようになっているわけで、極めて良い状態と思います。みんなで「ノーテレビ、日週月のお試しを」してみませんか。

一気にこれができない時は、徐々に視聴時間を減らすことになります。まずは食事中のテレビ画面を消す事でしょうか。

(何回テレビの事、この本で言うのさ)

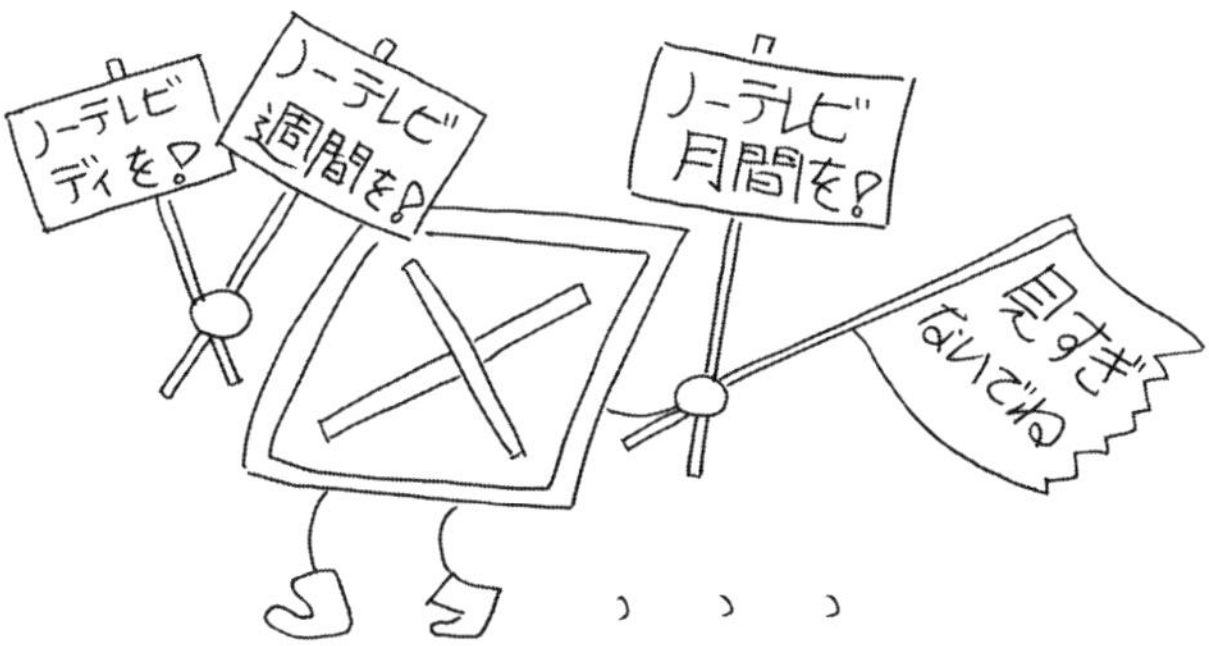

テレビには　支配されないぞ　録画で逆支配　！？
（いやいや　支配も逆支配もされているのは父だから・・・）
食事中　テレビを消して　楽しく会話

テレビに支配され、「いけない、いけない」と思った方は多いでしょう。かくいう私も、テレビを見始めるとすぐ支配されてしまいます。面白く作ってある番組を見ると、ついついというわけです。ですので、「録画機能を使い、リアルタイムに視聴するのは止める」ことにしています。自分に時間の余裕がある時に見るなど、自分で見る時間を決めて視聴するわけです。自分の支配下にテレビを置こうとする、ささやかな試みです。結構気に入っています。**（やってないでしょ。やっていても、録画だらけだね）**そして、食事中にはテレビを消し、食事内容や昨日今日のでき事を話題にします。家族団欒が減っている時代、食事時間は家族の貴重な時間となるはずです。

荒れてる子に　親は決意・演技し　自信失わず
決意・演技・自信！　子育てのキーワード

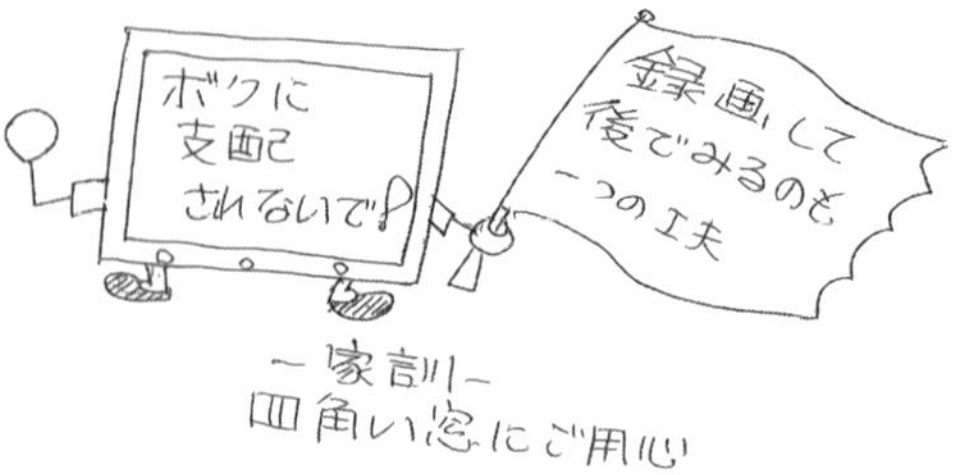

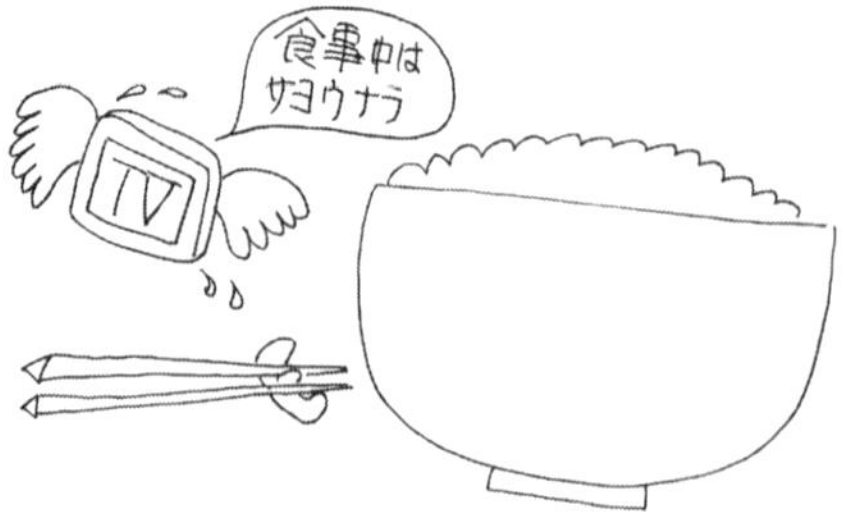

ちくちく言葉で長々と怒ることに、多くの親は慣れています。それが「親の一生懸命度」の表れとして、子どもに通じるのではないかと思っているふしがあります。心の理論が動いている多数派（発達の凸凹が少ない、定型的発達をする方々をいいます）の子には、ある程度は親の気持ちが通じるでしょう。一方、人の心を読むことが苦手なお子さん、心の理論が不調なお子さんたちにとっては、「怒られている」ことは分かっても、「何で怒っているの？　わかんない！」となるでしょう。そして、怒られ叱責され罵倒されることを長期間繰り返す中で、「親の言動は子どもの行動見本」になり、子どもは親の口調を真似し、言動は荒れます。

子どもが荒れだした場合、まずは大人は怒るでしょう。しかし、怒っても体罰をしても改善しないでしょうから、「決意」し心を入れ替え、「演技」するべきです。今までのやり方を変えると「決意」し、怒るのを止め、優しく短く注意を与える言動だけとし、または「あなた、いい顔色だね。いい服だね。似合っているよ」と褒める表現をし、つまり「演技」するのです。

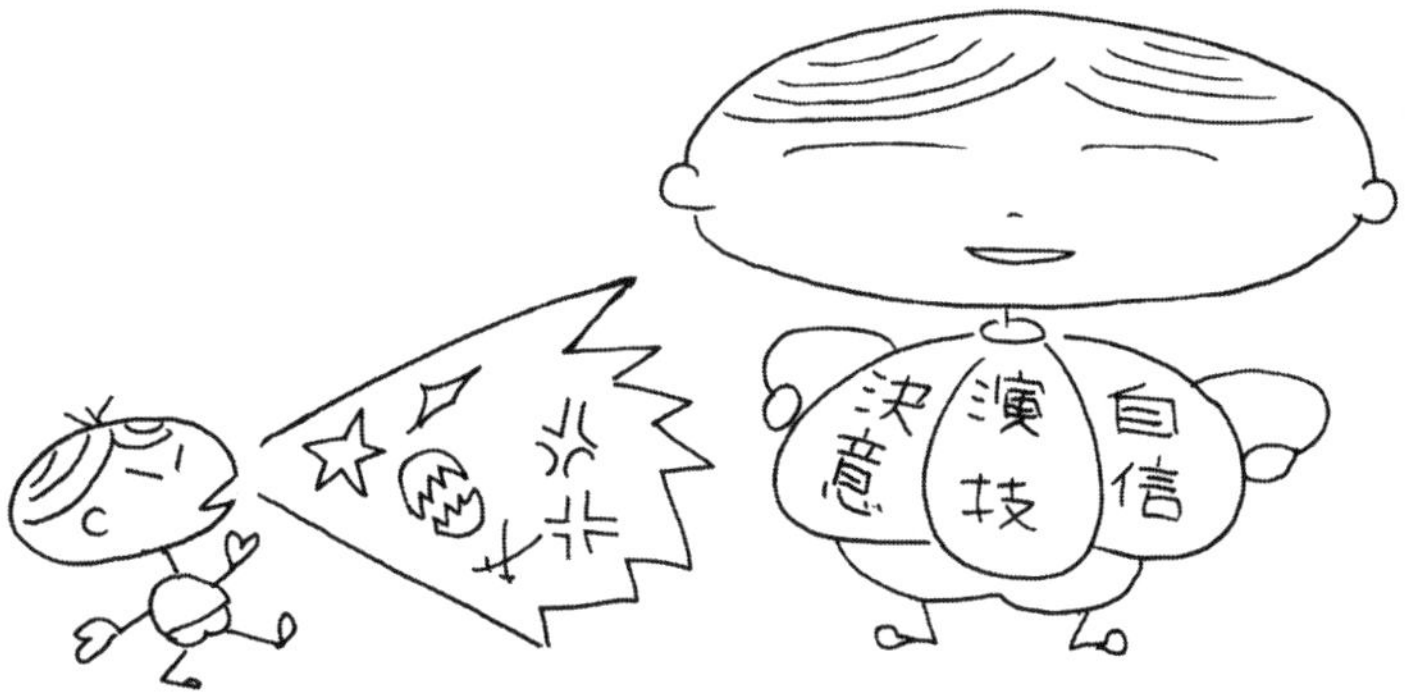

これらは、大人側が素直に反応して怒る振る舞いの反復、怒る見本を子どもたち何回も見せる中で、行動見本になってしまった結果としての反抗挑発症を拡大させないために必要です。これ以上子どもが「悪の道」へ突き進まないためにです。これらの対応を通して、子どもが良い方向に変化すれば、大人は初めて「自信」を取り戻せるでしょう。「決意」「演技」「自信」が、荒れている子に対する子育てのキーワードです。

喧嘩する　兄弟の間に　黙って段ボール板

仲の良い時はほほえましく遊びあい、けんかになると必死の形相で激しく喧嘩をする兄弟は多いものです。たいてい、親は怒りつつ介入するでしょう。親の立場・権威を使って何とか収まるよう努力し、仲裁・裁定が上手く行かなくなれば、強い怒り口調で対応をしてしまうのが、通常の人でしょう。さて、まずはこの流れを止めましょう。

為すべきことは以下です。ダンボールで作成した大きな板を準備します。大きさは60センチ×60センチ程の物で、相手の顔が見えないようにできる大きさは必要です。「喧嘩している兄弟の間に段ボール板をすっと差し込む」ことが、まず親のやることです。相手を見えないようにする、つまり「視覚情報を遮断する」のです。そうすると、子どもははっと気づき、感情コントロールがしやすくなるでしょう。リセットがしやすくなるでしょう。その後に親は、この段ボール板を使って左右に子どもたちを分ける作業をします。もちろん黙って行います。このような対応の方が、被害が拡大しないでしょう。　ジャスト・トライ!!

幸せ目指し　一家に一台　段ボール板！

（されたこと一度もありません）

そうなのです。自分の子育てでは、できませんでした。私もいろいろと経験して進化しているのです。認めて欲しいものです。ね。

この様に言う前には、わんこ用の室内柵の設置をお勧めしていました。大型犬では90センチ高さの柵が結構安く売られています。わんこと子どもを同等の如くに扱うことに、著者としても抵抗はあるのですが、衝立やカーテンぐらいでは上手く行かず、仲良し兄弟でもいったん喧嘩を始めると手足が出ての激しいバトルで、収拾が付きにくく危なくてしょうがないとの話が多いからです。向こう側が見えてしまう柵よりも、見えない板状の物が、視覚情報の遮断ができるので、ベターとなります。これらのことは、わんこ育てをする前は考えもしなかったことです。

わんこ育てを始めてから、柵の事を知り、「なるほど、これは構造化だ」と思った次第です。（ここでの構造化とは、「空間を構造化する」ということで、空間を衝立などでしきり、構造的に種々の情報を整理・削減することを言います）。我が家は足の短い中型コーギー犬だったので、低い柵（と言っても60センチの高さは有りますが）を購入し、進入して欲しくない場所・場合には使い、互いに？　快適だったのでした。人間側にとって不必要・不適切と感じるわんこの接近は、これによって避けることができるので、その分怒ることはなくなるのです。わんこにしても、諦めるしかなく未練がなくなる中で、行動は落ち着くのです。

この話を交えつつ、ご家族に室内犬用の柵の話をするのですが、一人として、わんこ用柵を購入したという話は聞いたことが、今の所ありません。その分、「なんてことを言う医者なのだろう」と思われていたのかな？　とも思いますが、「物理的構造化をする」ことは必要だと確信しています。人の子用の簡易的なものは、事務用品的な衝立以外には売られていないよう（？）です。一方わんこ用は価格も妥当なので購入しやすいとは思います。縦格子より、向こうが見えないようになっている物＝視覚的遮断ができる物がありま

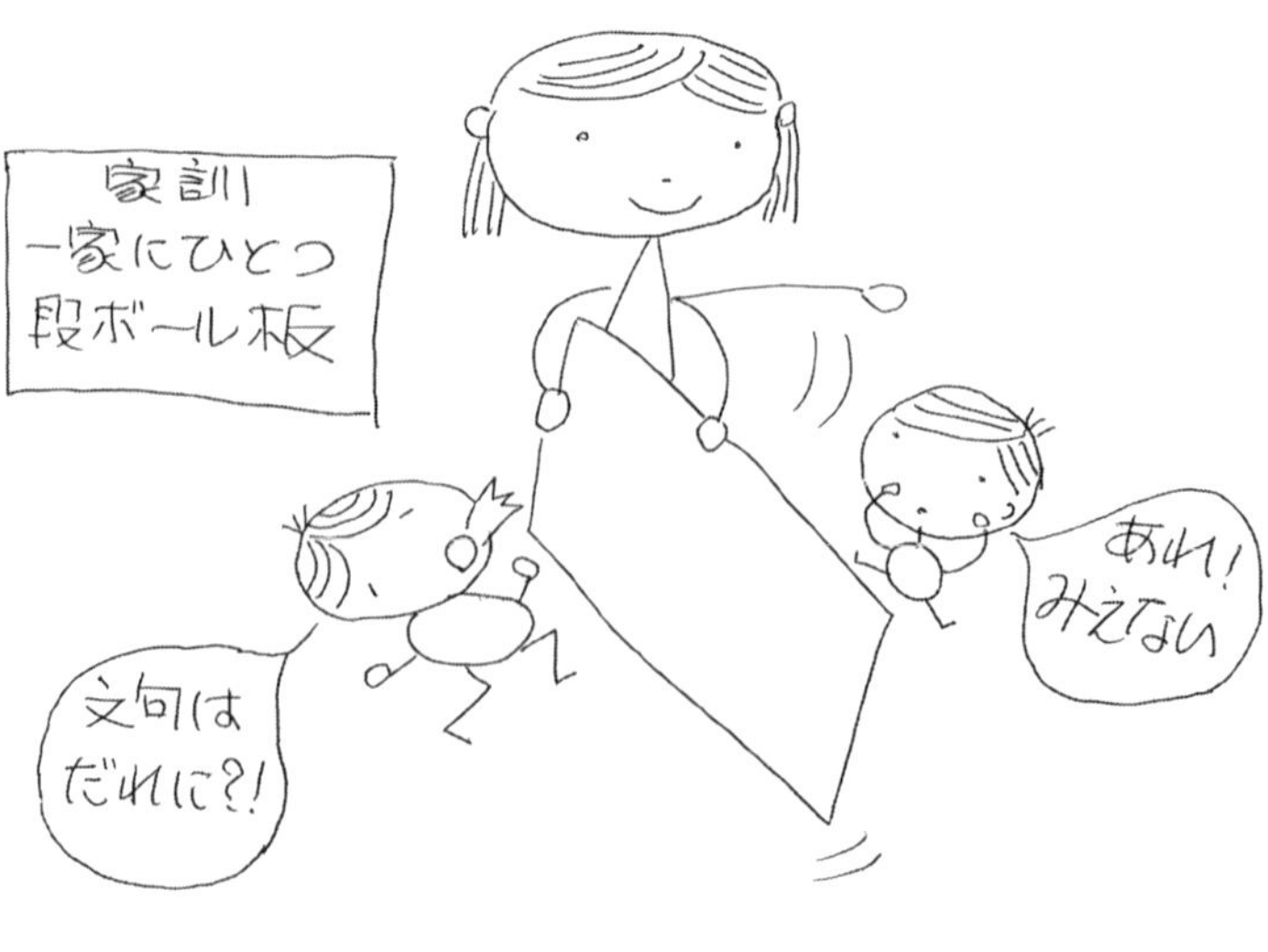
家訓
一家にひとつ
段ボール板
あれ！
みえない
文句は
だれに？！

すので、その方が良いと思います。

わんこ用柵という表現に若干の違和感を感じていた中で、次なる策として何が良いかを考える中で、最近は「段ボールの壁による視覚的遮断」をお勧めする様にしています。段ボールの壁を兄弟喧嘩の当事者間に挟み、その後左右に子どもたちを離すことで、怒りの対象の相手が急に見えなくなり、互いに距離が離れることで、当事者は「あれっ」と驚き拍子抜けし、怒りの感情が頓挫することを狙いたいのです。

視覚情報から自由になれる情報遮断が、気持ちの安定化には一番良いようです。家の我がわんこも、ハウスの中に入るだけでは気持ちが落ち着かず、うろうろし吠えるのですが、格子状のハウスに毛布を掛け視覚的遮断をすると、外で人間たちが楽しそうに話をし、美味しいものを食べていても、ハウスの中で静かに待てるのでした。なるほど視覚的遮断は強力・有用なものだと感じ入った場面でした。

大人側が　すべきことは？　――集団内で

集団内での不具合は　情報処理ができない姿です
円滑な情報処理に大事なのは　適切な情報量や集団規模
自信を失わないで生きる　これが一番大事です

集団保育・教育で大丈夫な人かどうか＝脳での情報処理上問題を起こさない人かどうかの検討・判断は、養育者、そして集団保育スタッフが行い、脳での状況把握後に対策を考えることが必要です。多数派の子どもたちは、大きな集団に入れられても、脳での情報処理上の問題を起こさない人が多いと思われます。そうなっても、自分に必要な情報に焦点を当て情報処理をすることができ、一方不必要な情報はさっとカットできたりしているのです。

一方少数派の内、心の理論の不調が目立つ自閉スペクトラム症の子どもたちやＡＤＨＤ注意欠如多動症の子どもたちにとっては、このような情報処理が苦手です。必要な情報の取捨選択ができなく、全ての情報をまともに受け取り過ぎて情報過多となり、情報処理が不可能になったりします。パニックやフリーズは、情報処理ができなくなった姿です。また情報が多いと感じたら、必要な情報があっても、それを含め全体を拒否したりカットしようとする人が出てきます。「聞いてない」と本人は言い、周囲は「不注意」な人と言うでしょう。

情報処理に不具合を生じているお子さんをみたら、情報処理ができるであろう小さな範囲＝小集団を設定し、上手く情報処理ができた経験をしてもらい、それを積み重ねる必要があります。自信を失わないためです。人にとって「自信を失わないように生きる」ことが一番大切だからです。

集団規模が3、4人であるべき人　います

人間が情報処理できる範囲には限りがあります。濃厚に情報を交換しつつ相手を理解することができる範囲は限られているでしょう。おそらく、2～4人位ではないでしょうか。一方、人はこれ位の人数・小集団の中で認められていけば、安心して生きていくことができると推測できます。大勢の中で上手く振る舞えなくても良いと、居直る必要がありましょう。核家族の人数は3～5人位なわけですが、この人数は慣れ親しんでいることもあり、情報処理しやすいと推測できます。家で落ち着きはあるが、集団の中で落ち着きがないお子さんが結構おられます。慣れた少ない人数だと情報処理ができるのですが、多くなるとできなくなることを意味します。

他者との比較の中で　自分を知るのが人間です

人にとって、自分と相対する他人がいることは、大切です。目の前の他人とのやり取りを通して、自分がどのような状況かを知り、この社会の中で安定して生きる上での立場性を獲得して行くと推測されます。1対1での相手との濃密な関係の中で、自分の立場性、自分という存在に気がつけるのです。自分という立場性を確立する前には、母的存在との間での愛着を育てていき、母的存在との間で自分を育みつつ、その後母子分離がなされても大丈夫な如くに不安は減少していきます。その後、母的存在以外の他者との中で、より一層自分というものを確立していくことになります。集団規模が3～5人位がなんとか快適さを保てる範囲と推測できますが、その中でも大好きな担当保育士との1対1の関係性を好むようになります。子どもにとって小集団を設定する意義の一つは、ここにあります。

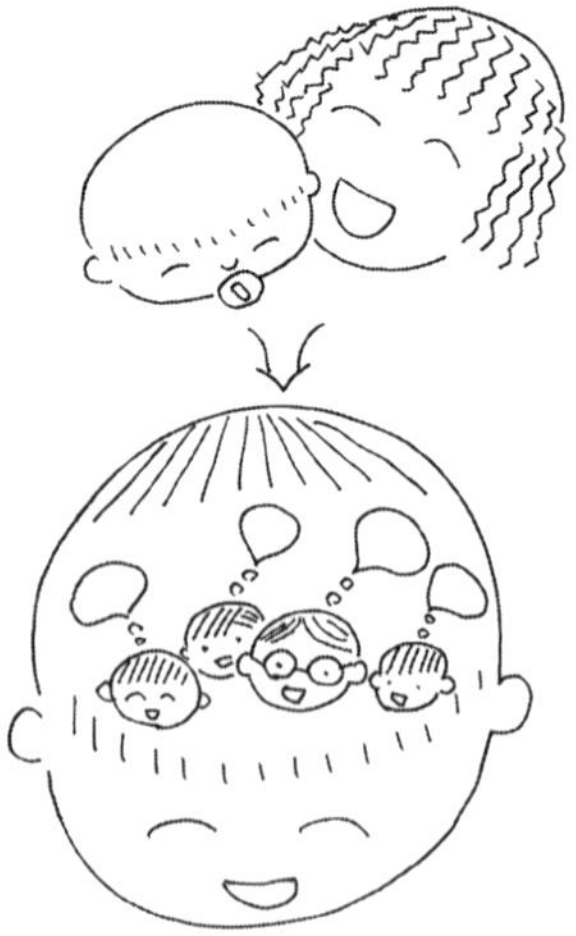

愛情の器の大きさは　個人差が大きいです
目の前の子の　愛情の器の大きさ　どれくらい？

ある子は、母的存在の人から若干褒められるだけで、満足します。しかし、あるタイプの子は何倍か褒められないと満足しないことがあります。そのようなタイプのお子さんでは、貪欲に大人の愛を得るために、注目行動やら、種々の試みをすることがよく見られます。おそらく愛情の器の大きさが人によって異なっている中でのでき事と思われます。大人側・親側は、そのことに気づくべきです。「人により愛情の器の大きさが違う」のです。兄弟が多い場合には、それぞれの器の大きさに合わせた対応が必要になるわけです（文献3）。

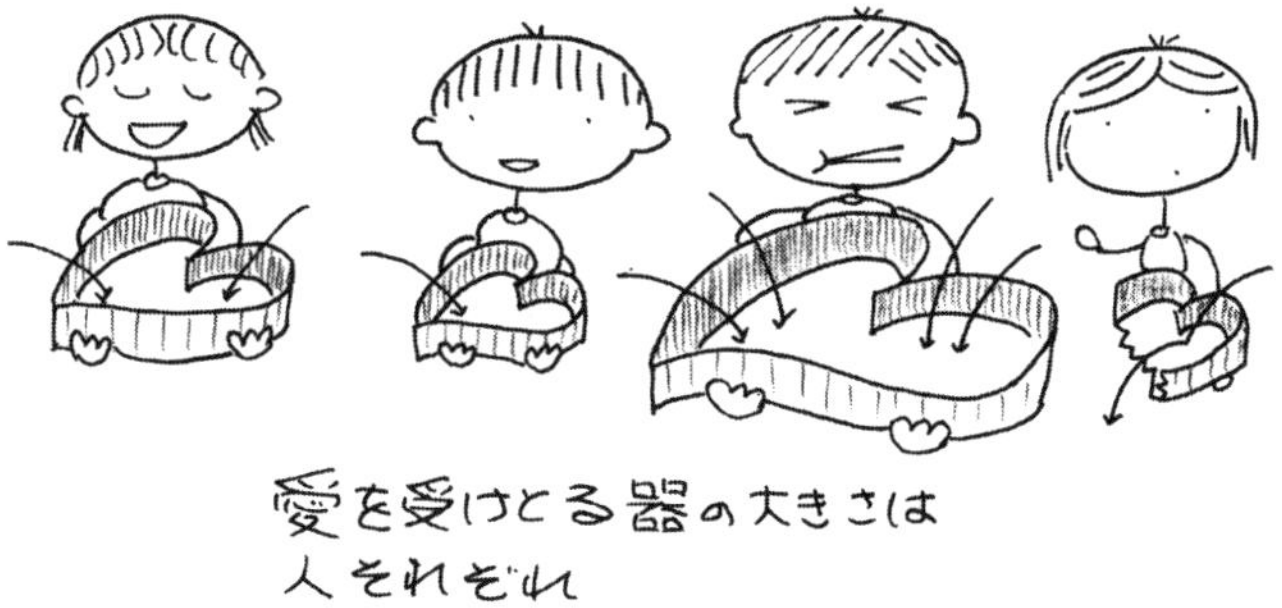

虐待手法の子育ては　愛着（障がい）スペクトラムを強めます

虐待手法で育った子どもは、「人を信頼し、人の心に寄り添い、気持ちを共有する」ことが得意ではない、否、むしろ苦手になるようです。安定した愛着でなく、人との関係を回避する「回避型愛着パターン」が育つのです。また、相手に反発するような言動を繰り広げるコミュニケーションの仕方をとる「不安型愛着パターン」の人に育ったりします。「回避型愛着パターン」、「不安型愛着パターン」は、愛着（障がい）スペクトラムの中に入ります。怒っている親の姿の真似をして親に反発・反抗するお子さんは反抗挑発症と言われますが、この姿は愛着（障がい）スペクトラムなのです（文献２）。

子どもの発達はね　こんな風

にっこりと　笑顔を見せて　はや2ヶ月

乳児をあやすと、こちらに向かって笑ってくれる。こんな嬉しいことはありません。大人側の接近を心地よいものとして感じてくれる中での、「社会的な笑い」だからです。早い子は1ヶ月で、遅くても2ヶ月頃までには見られます。

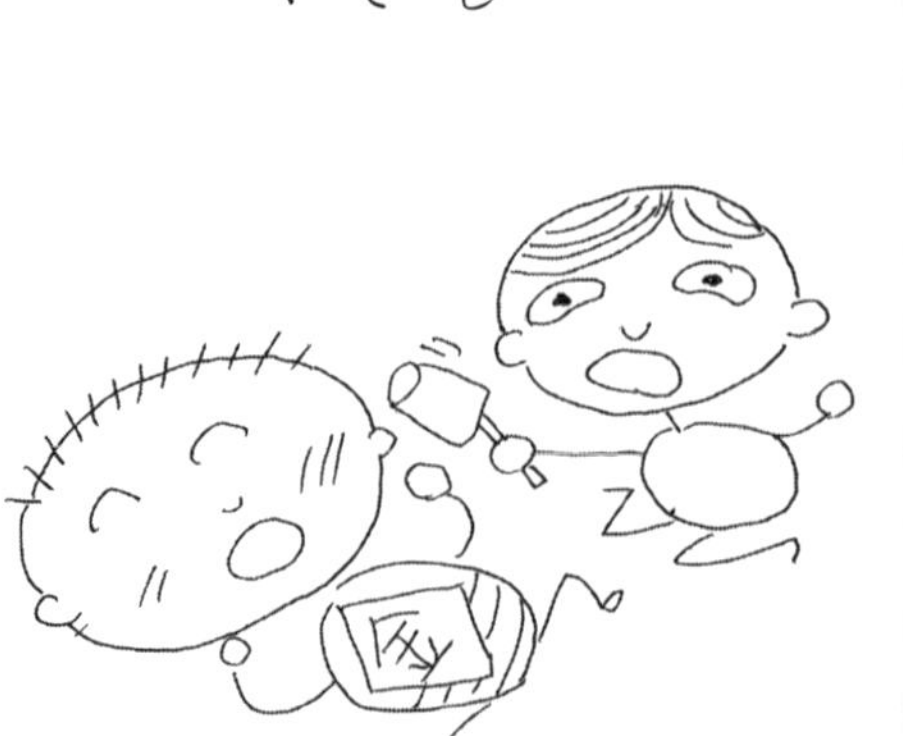

にこにこし　きゃっきゃと喜び　4ヶ月

あやしてにこりとした2ヶ月から、声を出してケタケタと笑うようになるのが、生後4ヶ月目。誰が教えたわけでもないわけですが、ケタケタ笑いをするようになると、愛おしさはより募り、養育者側の子育て意欲はより一層出ることになります。

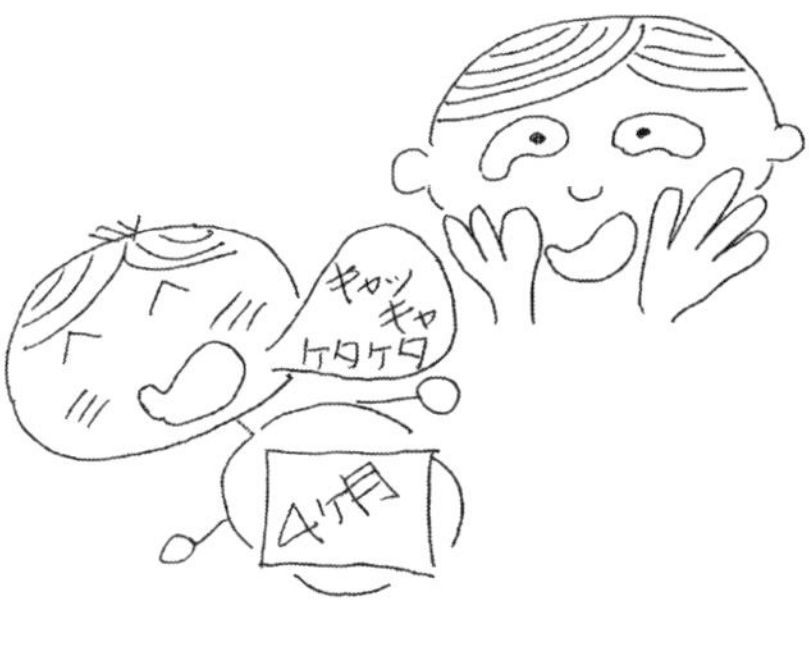

おつむてんてん　芸当できて　8~9ヶ月

相手のやることを見て、子ども自身が同じことをしようとする。素晴らしい！　視覚情報が頭の中に入力されると、本人の頭の中では運動系が動いているわけです。相手の行っている動作を見ることを通し、自分の頭の中で運動のイメージを自動的に行い、シミュレーションをするわけです。このようなシステム（ミラーニューロン＝鏡ニューロンと言います）がベースにあってこそ、人の気持ちを読む心の理論システムが成立するのです。自分は動いていなくても動いている相手の気持ちを想像して、類似の気持ちになれるわけです。そうして、動いている相手と気持ちを共有しようと心が動いてしまうわけです。他者の痛みや喜びを共有する心の理論システムが芽生えて動いてこその芸当です。

嘘っこの　車を走らせ　10ヶ月

見立て遊びをし始める1歳前。玩具の自動車を、本物の自動車に見立てて、走らせようとするわけです。外を走る車と、小さな玩具の同じような形が車であると、同じものであると認識するわけです。共通のものを見つけ、その意味を理解し、自分である程度はそれらを操れることを意味します。でも、どうして見立て遊びができるのか、考えてみれば不思議ですよね。人間の脳コンピューターの持つ知力や想像力の賜物と言えます。

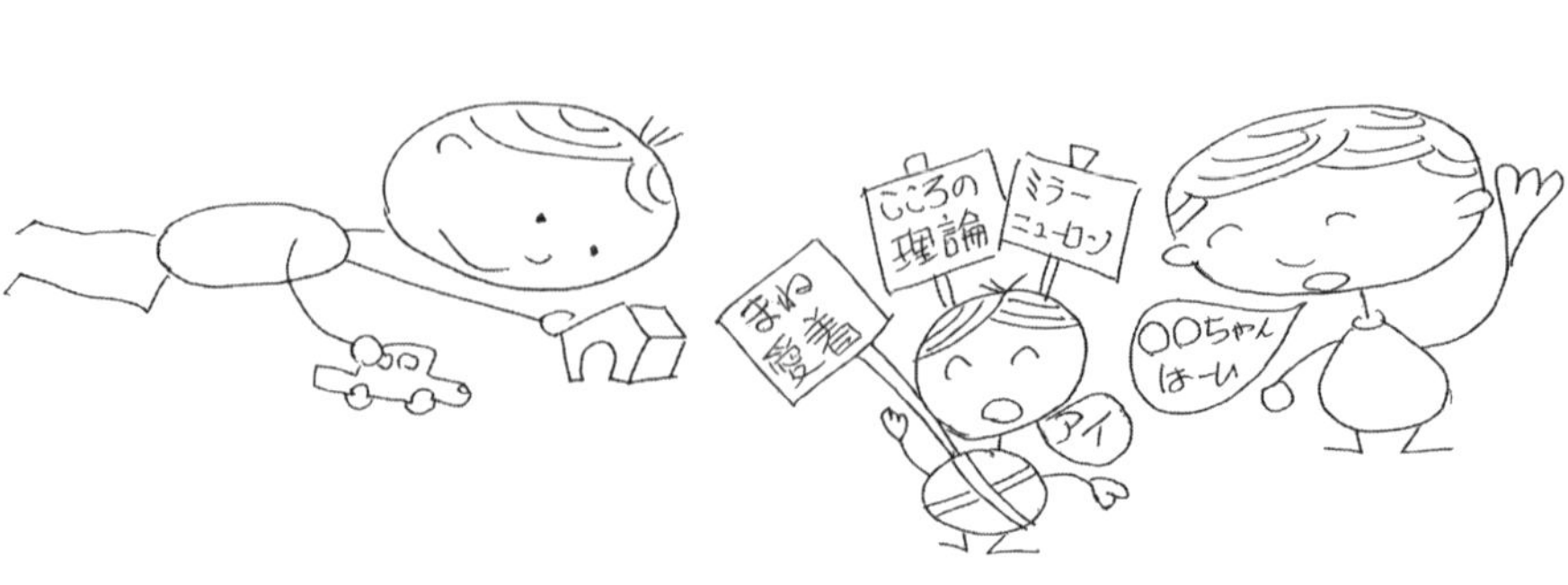

1歳で理解する　おいで　ちょうだい　ねんねだね

1歳前で早くも、言語の理解が始まっています。その後急速に、単なるコマンド理解ではない、より高度な理解レベルに進むわけです。300語くらいのコマンドの区別ができるわんこがいると物の本で読みましたが、うちのわんこはそこまでは行きませんでした。細かいニュアンスは分かっていなかったようです。**（失礼しちゃう）** この1歳の頃には、人は早くもわんこレベルを立派に越えています。ちなみにわんこは語尾を認識するらしいです。「よし」で動き、「よし…こさん」では動かない姿は、なるほどそうかと思わせました。

うそっこの　ご飯を食べて　1歳半

その後に、おもちゃの野菜を切って盛り付け、食べる真似をするようになります。親のしていることの真似をする、リハーサルをする、おもちゃを使って見立てるわけです。もちろんミラーニューロンの働きあってのことです。子にとって興味ある対象として、毎日お母さんが行う料

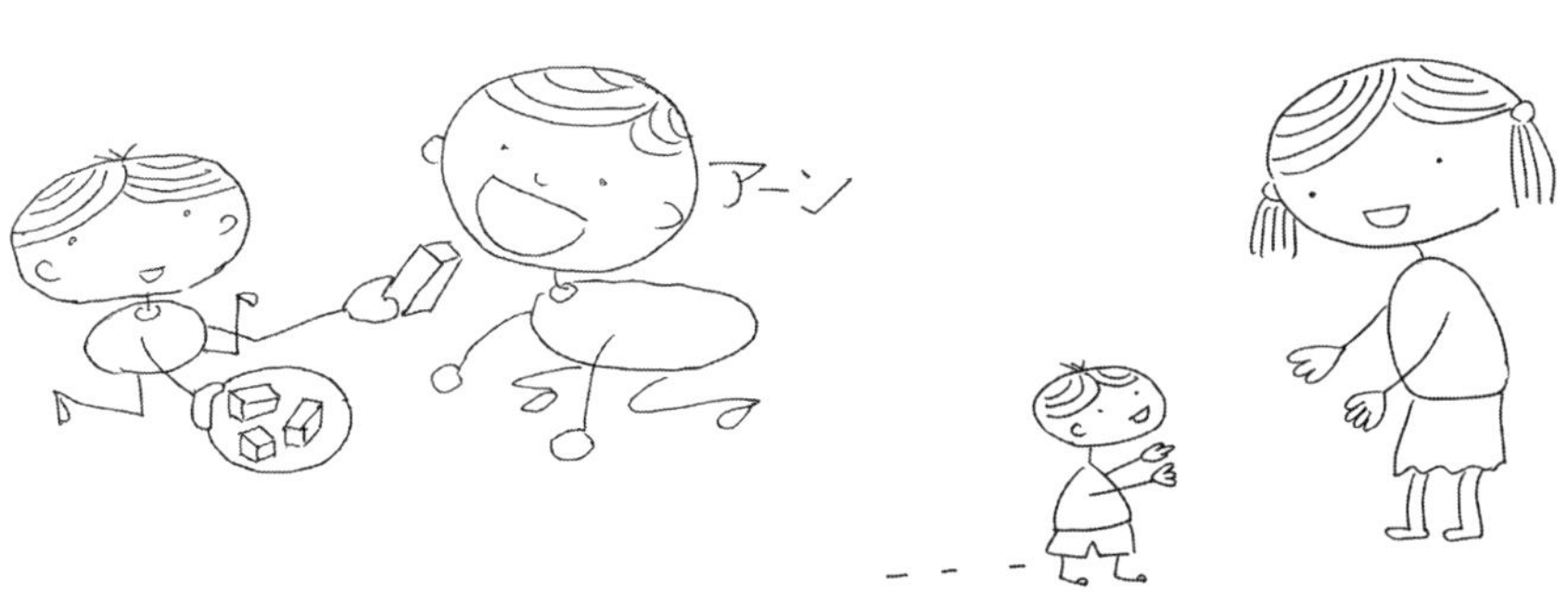

理、そして食事準備場面があるのでしょうね。

おめめどこ？　指さす子どもは　1歳半超

教えて貰うと、顔の部位の名前を覚えるわけです。顔のパーツの一つ一つを覚えるのは、興味が出てきた証拠、記憶システムが動き出した証拠です。そして、相手の質問に答える喜びを知っての、人とやり取りする喜びを知っての1歳半越えのレベルの子どもでは、大人の前に社会性ある存在として現れるのです。言葉はしゃべれなくても、指を使って応答をするのです。

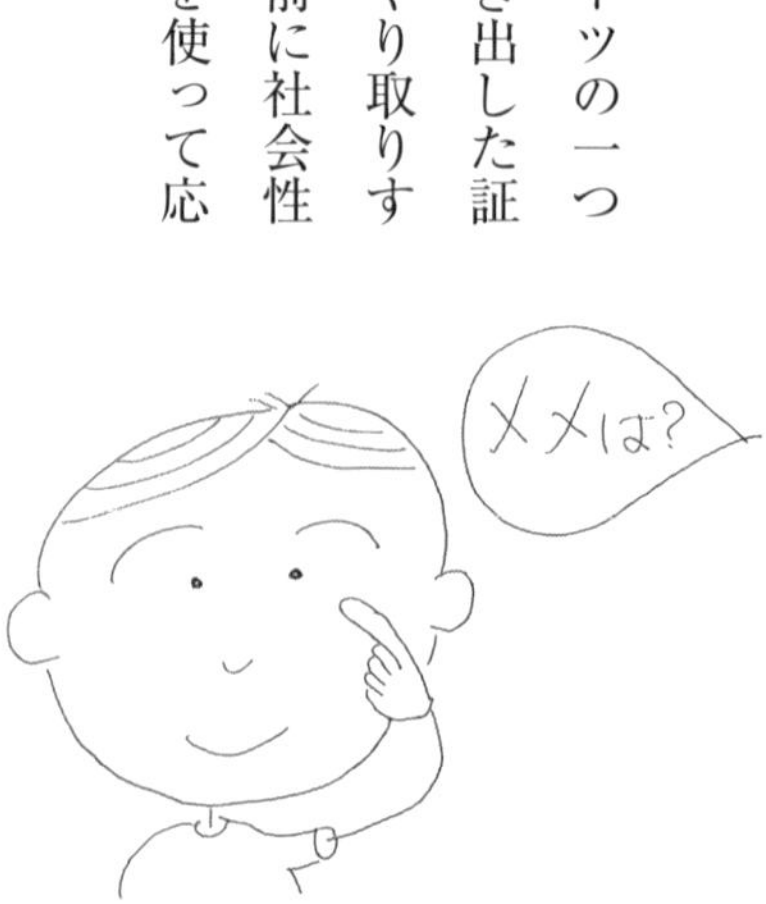

人として　社会性ある　1歳半

1歳半は特別の節目です。これを順調に超えているかどうかですが、知的や社会性に遅れのある方では、なかなか困難な場合があります。言葉が話せなくても、こちらの言うことを理解して動けるのが1歳半です。そして、互いにやり取りができ、明確に気持ちの共有ができるのが1歳半です。

あっちいく　2歳で二語文　立派だね

言葉を覚えるには、二つ必要なことがあります。一つは言葉に気づき、言葉の真似をすると面白いと思うことです。気づいた後に繰り返し自主的な発声練習をすることになります。大体生後3～4ヶ月より、親も子も互いに影響しあって、発声を真似し声を出し始めることが知られています。そして1歳まで、数限りなく真似をし、練習を積むわけです。

もう一つは、人に伝えたいという気持ちが育つことです。人と気持ちを共有することが心地良いと感じる中で、人に伝えたい気持ちが育っていきます。このためには、たくさん大人と遊び、気持ちを共有することが必要です。

そして、多くの単語が頭の中に定着し、日本語をたくさん聞き理解できる範囲が増えていく中で、重度の知的障がいの一部の方以外のほとんどの子どもたちは、それなりに話すことができるようになっていきます。

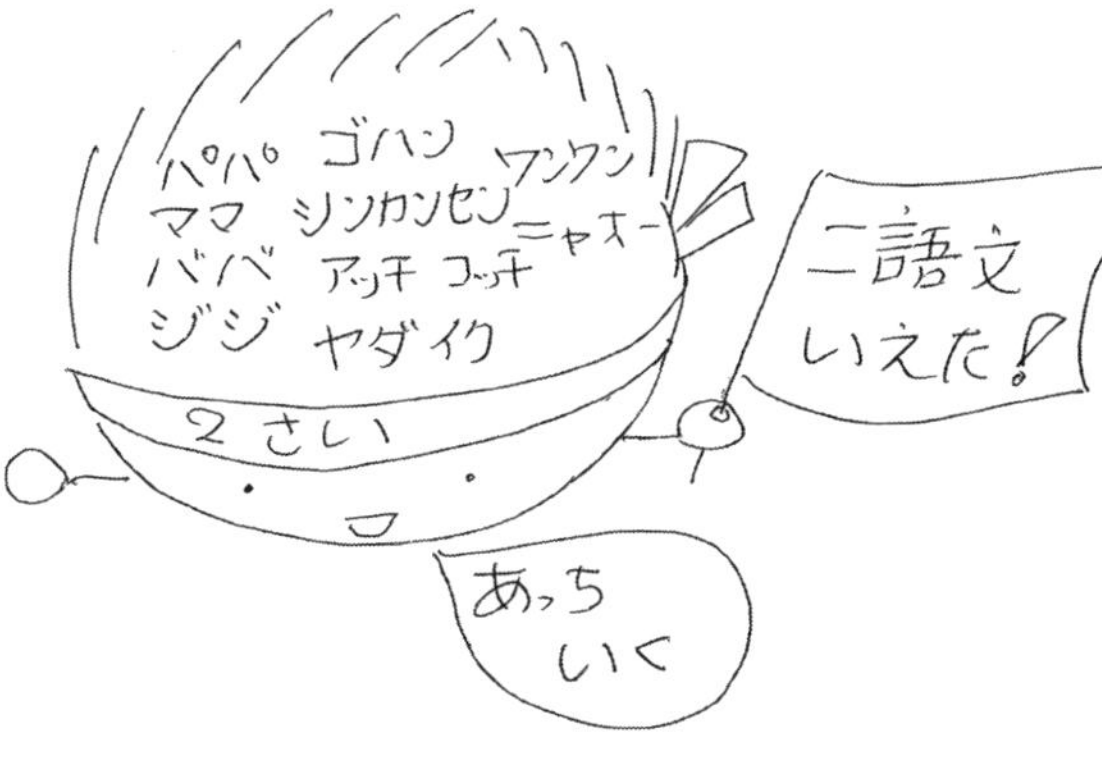

心の理論　しっかり動く　4、5歳で

人の気持ちを読むのは結構早くからです。1歳半位で、早くも人は自分とは違ったものを好んでいることを理解し、その様に振る舞うとの心理実験があります。1歳3～4ヶ月ではまだできないことが、1歳半で明確にできるようになるのです。生のブロッコリーは嫌いでポテトチップスが好きな子がいるとします。自分の嫌いな生のブロッコリーを喜んで食べポテトチップスが嫌いと表現する大人の姿を見た子が、「私にも頂戴」と大人が手を差し伸べてきた時に、子ども自身はブロッコリーが嫌いだけれども、大人には自分の好きなポテトチップスを選ばずに嫌いなブロッコリーをあげるというものです。考えてみれば、1歳半前、1歳前の子どもでも、親の気持ちを読むことができることは、経験的に分かります。1歳

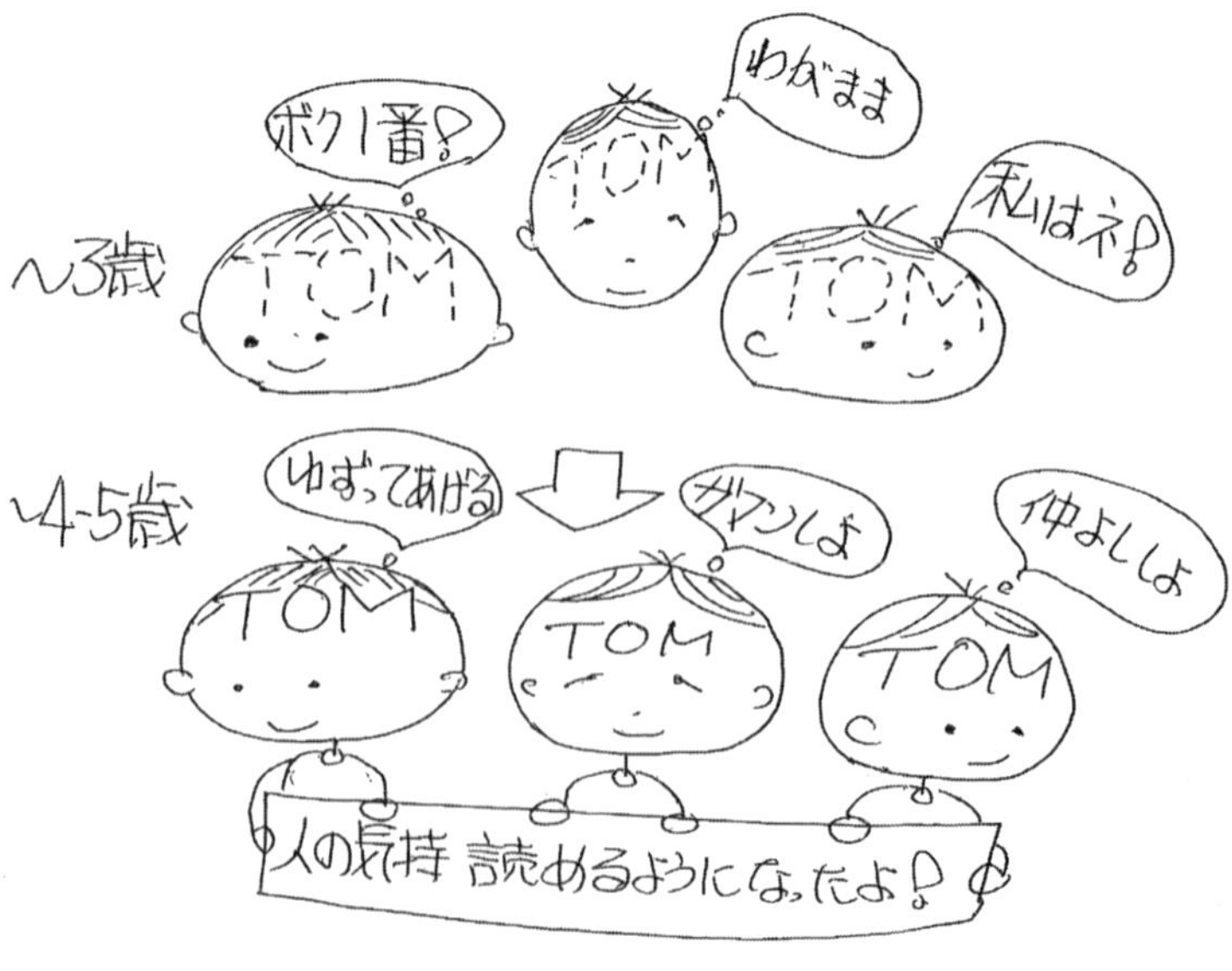

前の心の理論（ＴＯＭ）は直感的共感の芽生えとでもいいましょうか・・・。我が娘も、母親が具合が悪くて寝込んでいた時には、一日そばで寄り添う姿がありました。

さて、心の理論（人の気持ち、つまり考えと感情を理解する）システムの動きとして、人は事実と違うことを考えるに違いないということを明確に理解するのは4～5歳と言われます。例えば箱の中にある人が何かを入れ、別の人がそれを入れ替えたとします。このことを知らない人＝自分で箱の中にある物を入れた人は、自分が入れた物が入っていると思っているわけです。この様な状況を見た時、目の前の人が、頭の中では事実と異なることを考えているに違いないと考えられるのは、4～5歳とされています。目の前にいる人の気持ちを想像できるようになるのです。この心の理論システムを使って、多くの子どもたちは集団的な社会生活ができるようになります。つまり、譲り合ったりできるようになるのです。

このように、人では、「直感的共感」と言われる、顔色や雰囲気を読んだりする素早い情報処理が乳児期からみられ、その後「認知的共感」と言われる、人間関係が複雑になる中で文脈や理屈をおそらく言葉を使って理解しての共感があることが知られています。自閉スペクトラム症では、直感的共感が遅れる中で、認知的共感を目指す事が目標になります。つまり、「人は○と考えたり、感じていますよ」との言葉や態度による教えの積み重ねが必要なのです。

目の前にいない人の気持ちを読めるのは　小学校後半の9、10歳

「人の気持ちを考える・推測する」ということは、前頭葉がらみの心の理論システムが上手く動いていてできることです。この心の理論は加齢により発達していくことが知られています。目の前に友達がいなくても、創造力を持って目の前にいない友の気持ちを想像するのです。9～10歳には、「今目の前にいないAさんは、Bさんの事を好きなのだろうな」と想像することができるように、心の世界は広がっていく＝心の理論システムは成長していくのです。

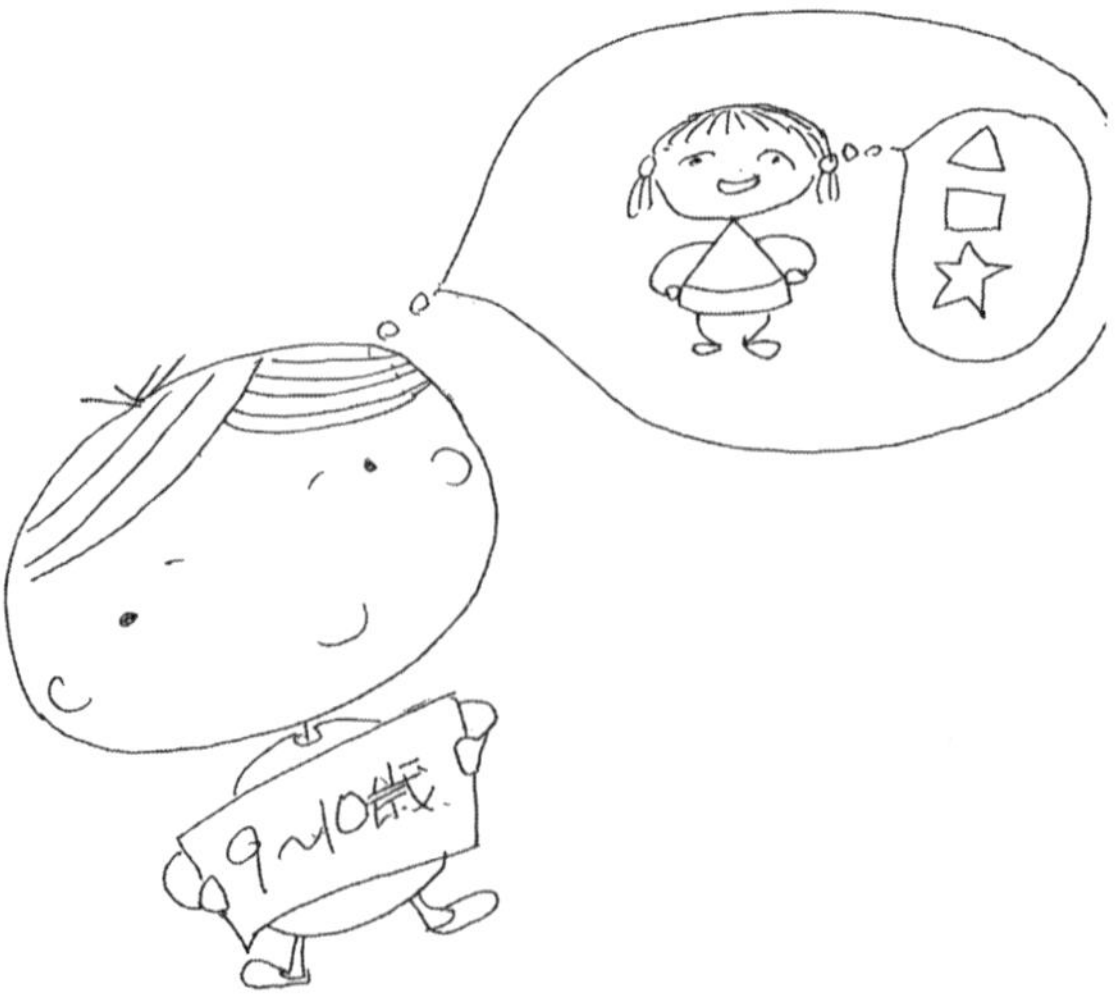

子どもの不適切な発達とは？

おいつめられ　闘うのは　素直な子どもの姿です
こっつんと叩かれ　立派に誤学習　僕は闘う反抗挑発症！

人は追いつめられると、3方面で影響が出ます。一つ目は、「精神症状として、自信を失い、気持ちが落ち込む（抑うつ系）」のです。二つ目は、「身体症状として、頭痛、腹痛などが出現」したりします。三つめは、「行動面として、闘うスタイルが育つ（闘い系）」のです。大まかには、内向的に「抑うつ系」になるか、外向的に「闘い系」になるかでしょう。生きようとするエネルギーのある子や落ち着きのない子では、闘い系になる子が多いことがわかります。追いつめる大人の姿が人として許されると学び、「同じスタイルで闘う」ようになるわけです。「目には目を」というわけで、言葉は悪くなり、行動も粗暴で攻撃的にな

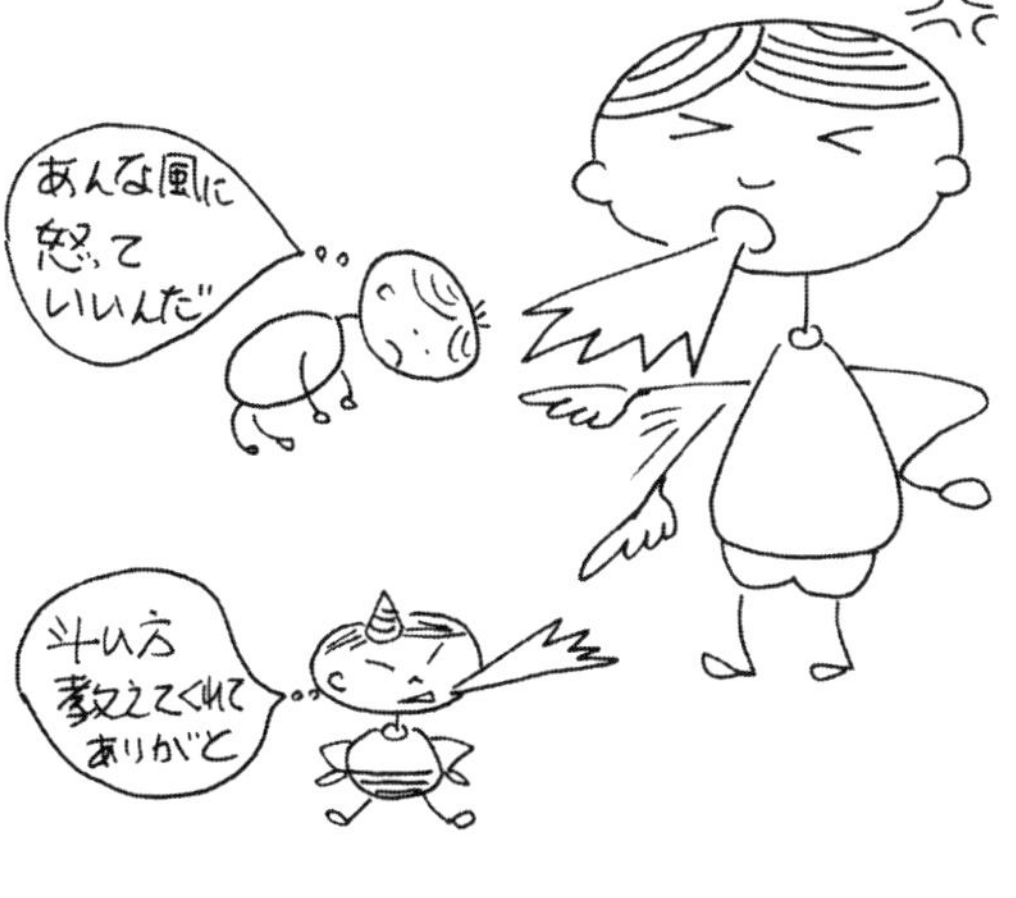
あんな風に
怒って
いいんだ
斗い方
教えてくれて
ありがと

ります。反抗挑発症の成立です。

寝てる子が　にぎりしめるは　昔人形　今ケイタイ
母の手を　触って寝た子　今は携帯にぎりしめ

子どもは不安の解消として、最初は母の手やおっぱいに触りたがり、その後おもちゃやタオルの切れ端をにぎりしめたりします。これらの物は、不安の強い中での、「これさえあれば大丈夫」という生き残りグッズ＝サバイバルグッズ、お守りというわけです。大人になりつつある年代でも、最近サバイバルグッズが再度浮上しているように見えます。携帯でしか友達とつながれない子どもたち、社会性のない子どもたちが増える中での、不安解消のためのサバイバルグッズとしての携帯電話＝スマートフォンです。携帯を手に持ちつつの寝姿といった話を、親から多く聞くようになりました。

先日1歳11ヶ月の自閉スペクトラム症（知的レベルは1歳くらい）のお子さんが、母の携帯電話をさわり、動画サイト

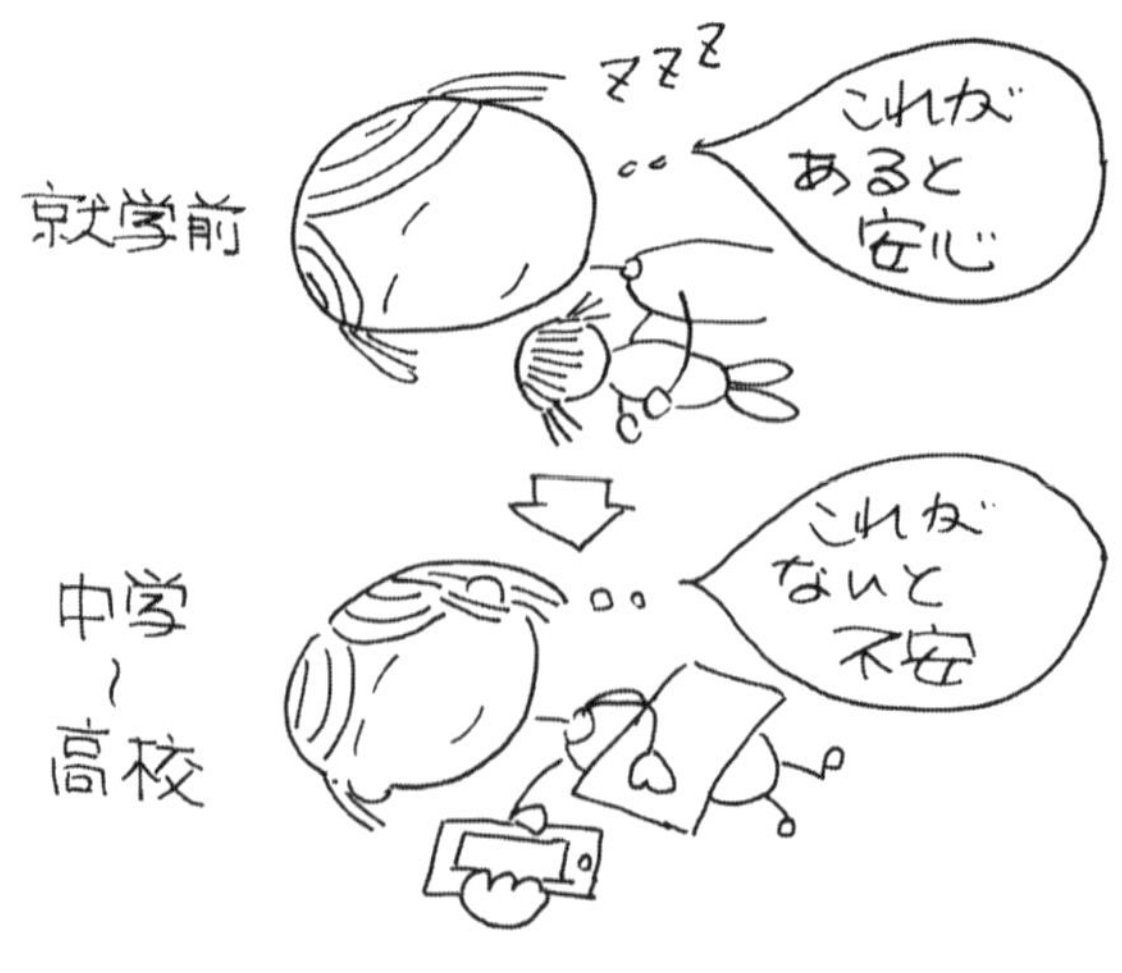
就学前
zzz
これがあると安心
中学～高校
これがないと不安

に接続し動画をみていました。「うちの子、できるんです」とのことで、しばし、「うーん」と唸ってしまいました。

火の中に　取りに帰るは　昔教科書　今スマホ　(サイフじゃない?)

何が大事かに関しては、今の時代は、このような時代なのでしょうね。家が火事になった場面での事です。

便りのないのは　昔　良い便り　でした
便りのないのは　今　悪い便りに　なっちゃったです

現代は携帯電話を個人が持つ時代になりつつあります。昔は電話が普及しておらず、黒色の固定電話は商店などにしかなく、近所の人が利用させてもらっていた時代がありました。昭和30年代でしょうか。家族に異変が起こった時には、電報で「チチキトクスグカエレ」などと、遠くに離れて暮らす家族へ送った時代がありました。その後各家庭に電話が入りましたが、遠くにいる家族への電話にはお金が結構かかったので、めったに連絡は取りませんでした。この時代には「便りのないのが良い便り」といわれていたのです。

その後大型の携帯電話が出始め、その後小型化し、各個人に普及し始めたわけです。この10年くらいは、いわゆるガラ系の携帯電話から、多機能のスマートフォンに切り替わりました。ここで大きな変化が起こりました。個々人がＳＮＳ（ソーシャルネットワークシステム）で他者とつながっていないと不安になる現象が起こってきたのです。ＳＮＳで「元気？」とメールを送り、返事がないと「無視されている？」と感じ、悩むようになりました。個々人が、「他者に対し疑心暗鬼を容易に持つ」時代になったのではと思えます。心の理論を使って人とつながっていた牧歌的な共同体的空気が、ＳＮＳの登場で壊されてしまったように感じます。確認しあわないと不安になってしまう程、他者の気持ちを読むこと、気持ちを共有することが不調になってしまった子どもたち、読めない・読み間違う子どもたち、自己中心的な観点を強めた子どもたちが出現していると思えるのですが、どんなものでしょう。電子メディアといわれる物から離れると改善する姿は、これらの代表であるスマートフォンの、使い方によってはでしょうが人への悪影響があること、使用を制限すべきである事を語っていると思います。

最近、種々のデータが発表されています。電子メディアの使い過ぎで学業成績は顕著に下がり、脳の容積が減少するという報告などです。脳の容積の減少については、真実とすれば由々しきことです。今後の研究成果に注意しましょう。

親子のよい関係＝愛着の育ちとは？

愛情の　器が育つ　穏やかな日々

愛着という概念・考えは、第二次世界大戦後に登場した言葉とのことです。そんなに古い話ではないことに驚きます。戦災孤児を集め、屋根付き建物と食事を提供したわけですが、社会性がある子どもに育つ上で上手く行かなかった例が目立ったとのことです。何が必要かでは、「特定の人との温かい関係性」であり、それが保障されることが人間の子どもの育ちに必要と理解され、親への子の思い・志向性・関係性の持ち方を「愛着」と呼んだわけです。そして「特定の人、母的存在の人との愛着が育つ」には、その人との「穏やかな愛溢れる日々が必要」なことが分かったのです。そして、「子どもは愛情の器の原型を持って生まれ、穏やかな愛情あふれる環境の中で、愛を感じられる愛情の器が育つ」と理解されています（文献3）。

あんぜん探索基地とは　母的存在であり　愛着の中身です

特定の人とのスペシャルな関係が愛着です。まずは家庭での母的存在（実母でなくても、例えば祖母や父でも良いと指摘されていますが、やはり「母的」という言葉が使われています。イメージしやすく、自然な言葉に思えますが、どんなでしょうか）の人との、安心・安全が保障された、愛があふれている良い関係ができ上がるわけです。この「安心・安全基地機能」と、「母的存在の人から飛び立って外の世界を探索し、また戻ってくることができる探索基地機能」という、母的存在の人との関係性が愛着です。子の親に対する愛着、そして、親の子に対する愛着があるわけです（文献2）。

あいちゃくの育ち　人の一生　左右する
子育てで　何はなくても　穏やかな日々

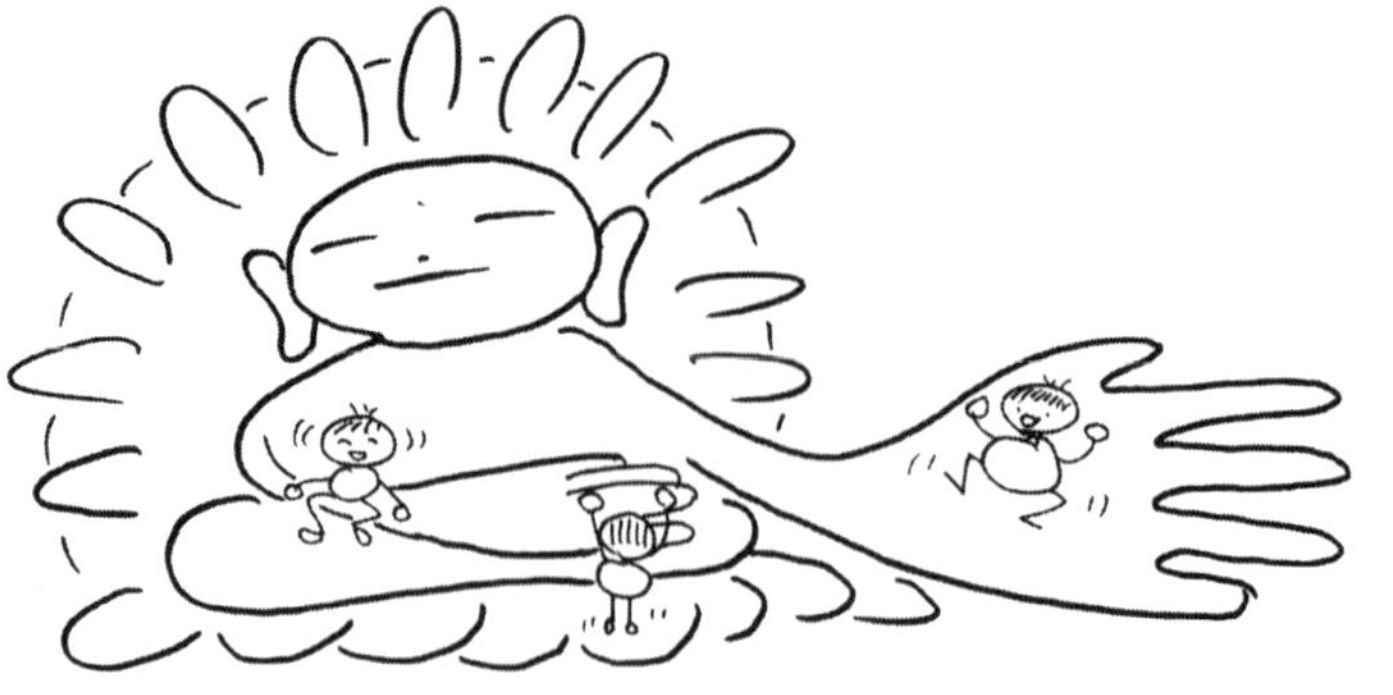

愛着は第二の遺伝子と呼ばれているとのことです。遺伝子という言葉が意味する様に、「愛着」は人の一生を左右するものとなります。ですから、子どもたちには虐待環境ではなく、その正反対である、愛情あふれる日々を準備し提供したいものです。安定した愛着を育て、他人を信頼し他人に寄り添う良い人生を準備してあげたいものです（文献2、3）。

同じ部屋にいても　きずな切っちゃう　四角い窓

愛着の絆を損なう要因は、日常の中にたくさんありま す。四角い窓＝テレビ・パソコン・スマホ・ゲーム・動画サイト・タブレット画面などです。乳児から幼少期の子育て時代には、養育者にとって四角い画面・窓はいらないです。きっと。養育者が病気になって寝込んだとしても、子育てグッズとして四角い画面がなくても大丈夫です。だってほんの少し前にはなかった物ですから。日本社会では、

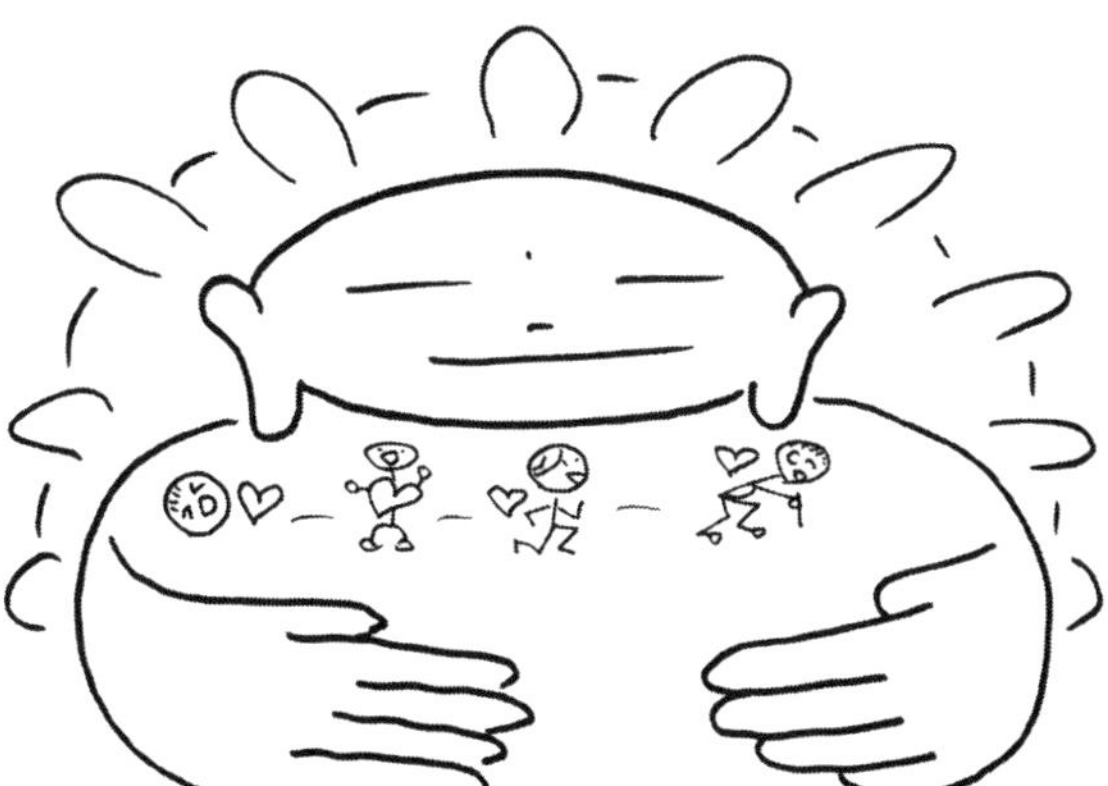

ほんの数十年前には、テレビ画面を含め、これらはなかったのです。この時代には、大家族制がまだ残り、地域共同体が残っており、地域で子育てをするのが当たりまえの時代としてあり、母へのサポートがより一層あった時代だったことはそうです。現代はこれらがないのですが、それでも四角い窓はいりません。子どもたちの脳を洗脳してしまう四角い窓はいりません。玩具や絵本があれば、大丈夫です。子どもたちは遊びの天才で、そこにあるもので遊びます。「なくても大丈夫だよ」と言い切りたいですが、小学生以降で、電子ゲーム中毒の子は、創造力を働かせることができないようで、「何もすることがない」となります。アナログ遊びを教え、楽しさを実感してもらうことが必要になります。テレビのない時代の子どもたちの遊び方を知っている世代としては、残念な姿と思うのです。

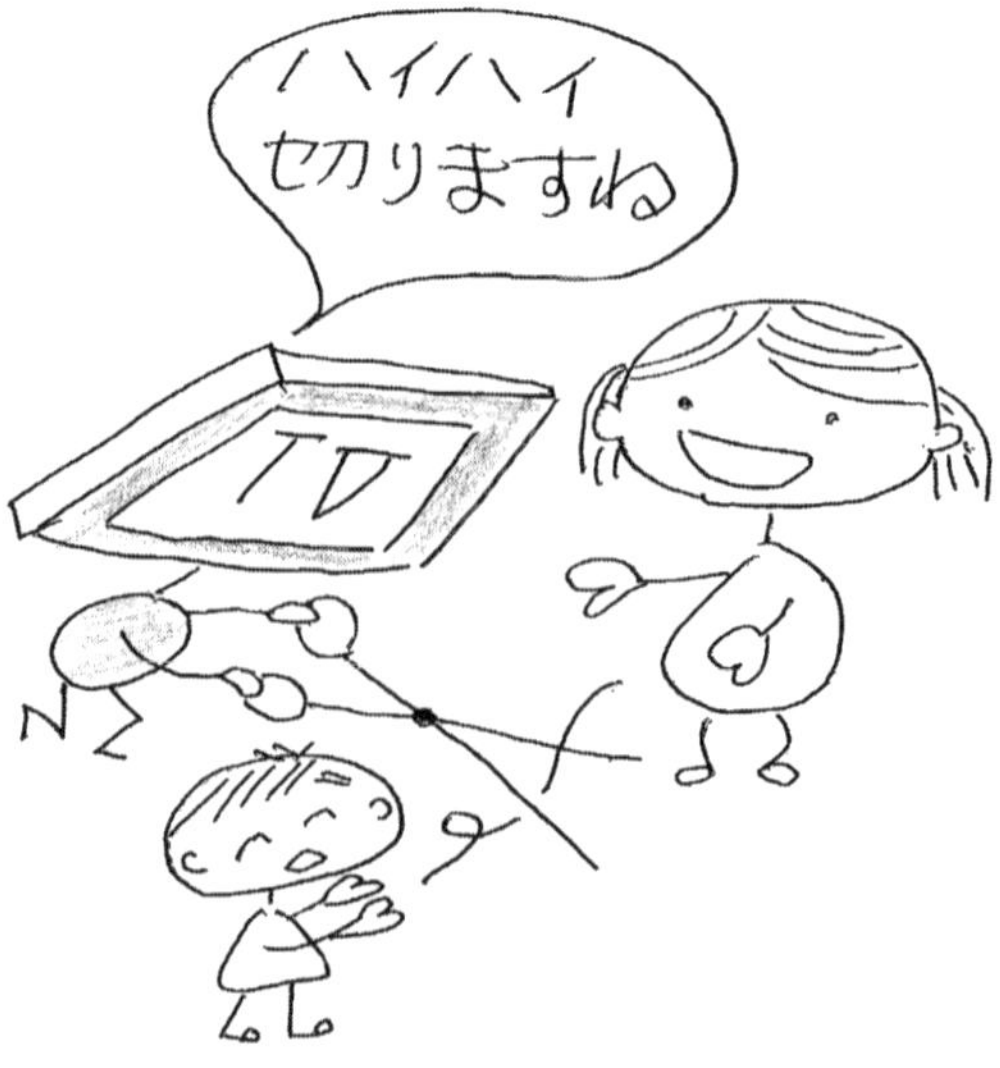

〔ひさびさに　娘かえって　父パソコン〕

おっと。私も、気をつけるね。

愛着を断ち切り悪化させるものは？

親よりも　面白いのは　画面なり
四角い窓　切って切られる　親子の絆

全くこうなっていますよ。**〔父がねー〕**親より画面の方が魅力的と子どもが評価しているわけですから、親子関係＝恋愛関係としては冷え始めています。**〔冷えて良い〕**危ない、危ない！

四角い窓を見つめつつ　互いに宇宙のかなた　あやうき親子

同じ家にいても、子どもがテレビを見ている姿は「心ここにあらず」であり、別次元ないしは遠い宇宙の彼方に行っていると感じることは有りませんか？おそらく行っています。同じ屋根の下にいても、一万光年かなたに離れての遠距離恋愛をしているようなものです。このような日々が続けば遠距離恋愛は成立せずで、だんだんと関係性は冷えていき、テレビ画面の方が子どもの恋愛対象になって行くのは自然ですよね。危ない、危ない！

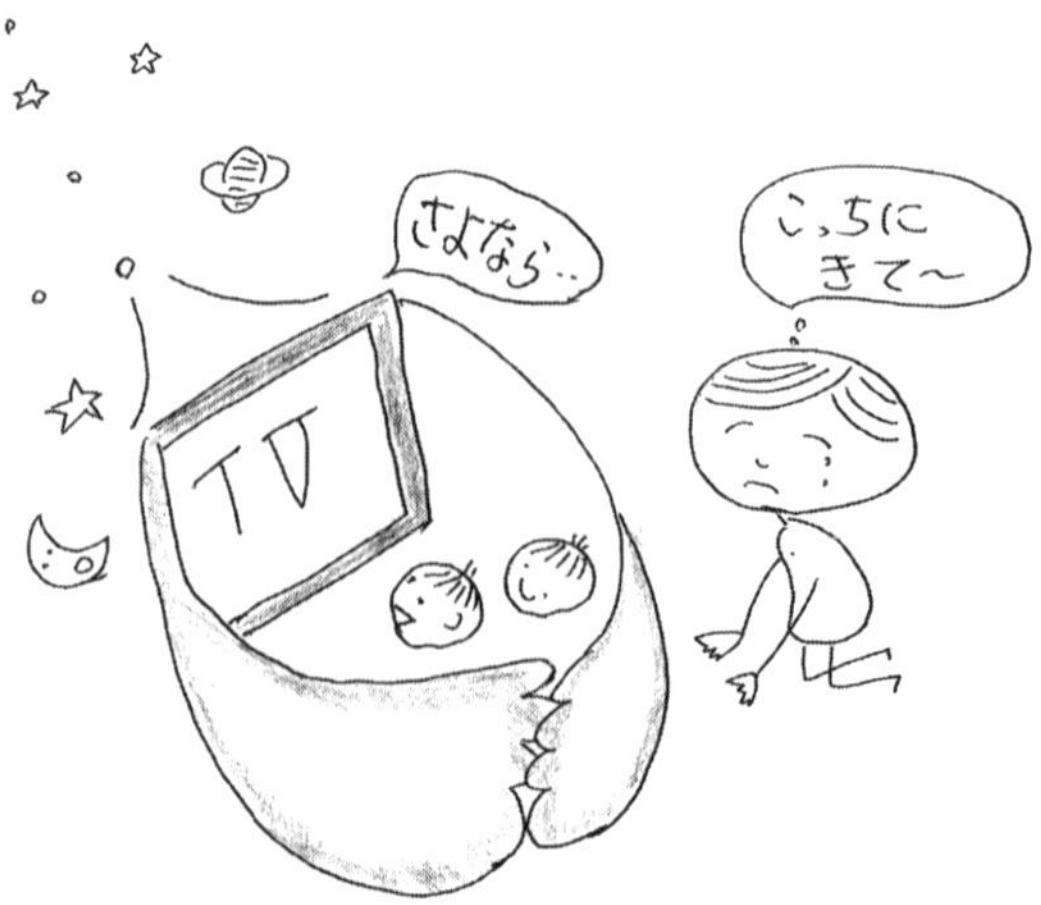

四角い窓　面白く作られているから　面白い

いかにすれば子どもの心を、大人の心を籠絡できるかを、テレビやゲーム、動画は常に考えているとも言えます。四角い窓の中の人のやりとりが面白いと、大人も子どもも感じ始めたり誤解し始めます。一方で、日常生活での言葉のやり取りに魅力を感じなくなります。日常生活を誇張し、面白おかしく演出している四角い窓の中の人物の方が魅力的に見えてくるわけで、大げさな演出の舞台を、人の気をひく演技を見ていると言えるでしょう。私たちは、日常生活の中にあるリアルさの中に喜びを見いだしたい、または見いだすべきなのであって、自分とは無関係の四角い画面中の非日常的な虚構の世界が魅力的になってしまうことは、何ら利益とならないでしょう。四角い画面の中＝虚構の世界を垣間見ることは、一服の清涼剤で有り得ても、それが日常的になるとすれば、麻薬などの物質中毒と同じような状態ではない

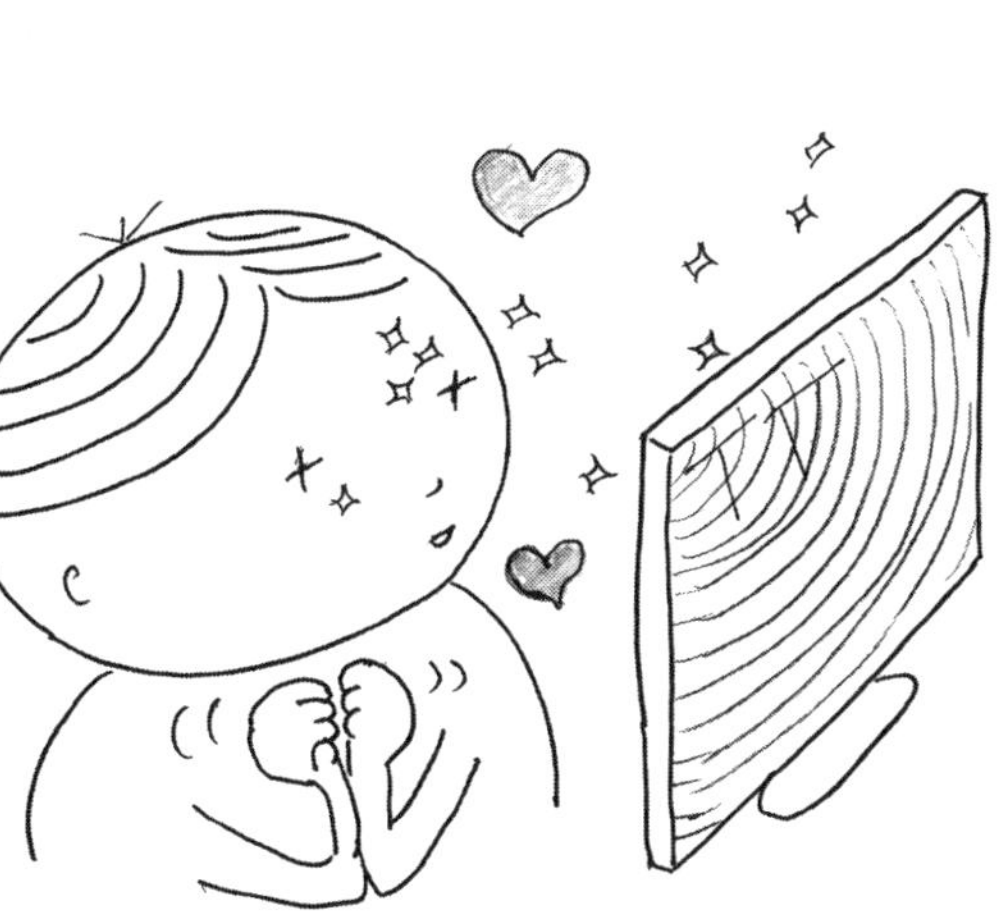

でしょうか。危ない、危ない！

すでに、各家庭では四角い窓の静かな侵略に対し防衛戦争をすべき時代となっています。麻薬中毒的に四角い窓にはまる小・中学生が出る中で麻薬撲滅戦争が必要な時代です。「デジタル麻薬」との表現は納得できます。

四角い窓　止めて落ち着く　日々の世界

四角い窓を止めてみると、ＡＤＨＤ症状（落ち着きのない多動や不注意でぼんやりとしている等）がそれなりに改善し、また対人関係を作ることが苦手な子で、人への興味がアップすることをよく経験します。ＡＤＨＤ注意欠如多動症のお子さんで、またはマイペースさが目立つ自閉スペクトラム症のお子さんで、四角い画面にはまっている場合によく経験することです。症状を悪化させているわけです。四角い窓の影響力の強さを思い知らされるのです。危ない、危ない！

四角い窓　乗せられ乗せられ　過ぎゆく人生

気が付けば長い時間をテレビ画面視聴に費やしてしまって、愕然とすることが有るのが普通の人でしょう。「人生は長いようで短い」のです。有意義に過ごしたいと思いませんか。他人の作った海外旅行の紹介番組のテレビ画面よりも、自分の目で世界を見てみたいのではないでしょうか！

生きよう　自分の人生を！
四角い窓よ　さようなら！
人生の浪費よ　さようなら！

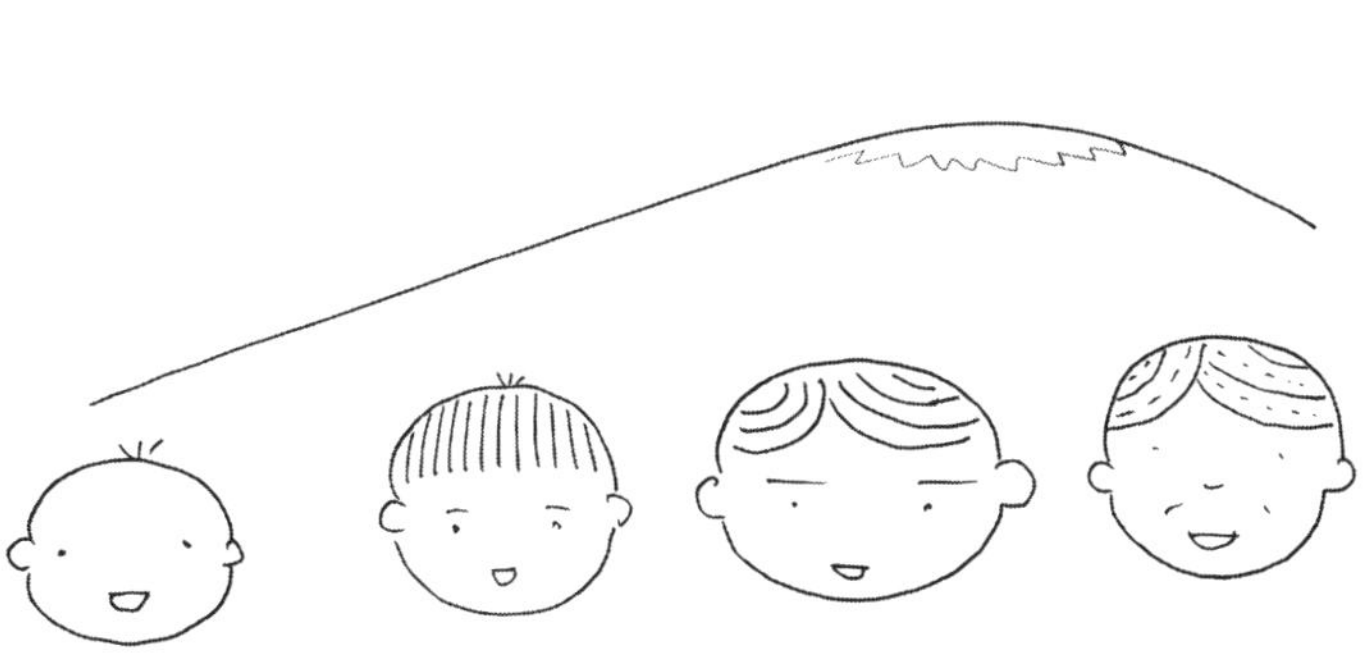

しつけ（躾）とは？

長い間、「躾という言葉」が嫌いでした。身が美しいと書く漢字は日本で作られたとのことですが、大人の都合や価値観に子どもをしばりつける言葉としか思えず、「強制」のイメージがぬぐえずで、直感的に「違う」と思ってきたのでした。「美しい」というどなたかの価値観を入れているので、私にとって「ん？」と思ってしまったのでした。今回、「躾」について考えてみよう、現時点での自分の考えをまとめてみようと思いました。以下の論考が参考になればと思います。

さて、この「しつけ」には、様々な内容が込められており、人によって様々のようです。ソーシャルスキル（社交技術）、コミュニケーションスキル（会話技術）などを含めての、社会生活をする上での全般における枠組内容を指す人もいるようです。または幼少期にあっては、排泄・食事・衣服の着脱をイメージする人もいるようです。要するに、親が教えなくてはと思っている内容すべてが躾の対象とも言える、ファジーな言葉だとも理解できます。

このような中で、躾とは「人間社会・集団の規範、規律や礼儀作法など慣習に合った立ち振る舞いができるように、訓練すること」との記載もありました。大筋ではそうなのかと、納得してしまいます。

この躾内容は、4～5歳前の幼児期早期ではなく、4～5歳以降で明確に心の理論を使って社会生活をする年代の人をイメージしての言葉だと私は思います。「他人の権利を侵してはならない。その範囲で自己実現の活動をし、自分の世界を広げるのだ」との枠組みが、平時の安定した人間社会にはあります。その枠組みの中で、互いを尊敬し認め合いつつ、互いにやり取りをするためのルール（ソーシャルスキル社交技能も含まれます）＝規範が必要であることは理解できます。これを「躾」と言うならば、私にも理解できます。しかし天邪鬼の私としては、何故「美しい」という大人の価値観を入れた漢字なのだろうかと疑問・違和感が湧くのです。これは、心の理論が順調に動く人々の間での文化かもしれませんが、心の理論不調者にとっては理解しにくい別世界の話ではないかなと想像したりもします。「美しい」とは、「うーん。一方的だ」と感じてしまったのです。

心の理論が不充分な4〜5歳前の幼少期においては、「躾」という言葉は適切ではないでしょう。食事・排泄・衣服の着脱などに関しては、これらの「生活技術を身につける」という表現になると思います。就学前の幼児期に、「躾」と称して

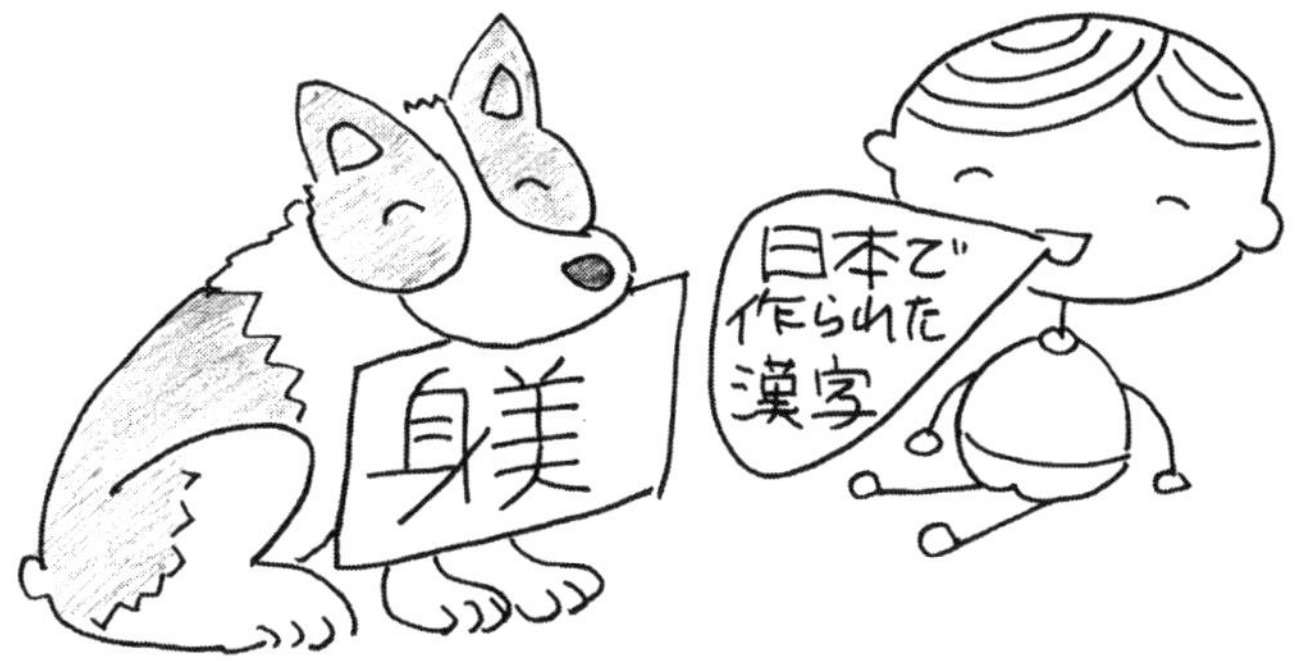

虐待手法で生活技術を教え込むのを避ける意味でも、「躾」という言葉を使うべきでない、「生活技術の獲得」という言葉を使うべきと考えています。

食事・排泄・衣服の着脱は単なる生活技術であり、「立ち居振る舞い、そしてその人の内面が美しい」というイメージを醸し出す「躾」という言葉とは異なります。多くの親はこれらの生活技術を、集団保育の中で他人に迷惑をかけないために、早い時期に教え込もうとします。これらができることが、より早期に自立に近づけさせることであり、これが社会生活をする人間として必要な内容の主なものと勘違いし、「躾」と称して早めに身につけさせようとします。

一方、早期に育ってもらうべきは、人の心を読んで適切に振る舞うという「心の理論の良好な動き」であり、「相手を思いやる心」でありましょう。他人の権利を侵すことは自分が攻撃されることを容認しなくてはいけないことを理解し、互いを認め合い他者との良好な関係をどうしたら作れるか、どう振る舞うべきかを学ぶことが必要です。不必要な争いをさけて、互いに尊敬しあって生きるスキル、これら社会の規範を「躾」と言うならば、私にも理解可能な内容です。

一方、心の理論の動きが不調な自閉スペクトラム症や注意欠如多動症の幼児期では、いわゆる「躾」が身につきにくいことは知っておくべきです。人は「その人のペース」で伸びていくことが保障されるべきです。この時期までには「躾」を主にするのでなく、おだやかな日常生活の中で、ソーシャル・コミュニケーションの学びをすることが大事なのです。「箸の上げおろし」「肘をつけない」などの細かな生活技術の獲得を目指して厳しく躾をすることを主にするべきではないのです。

しつけ（躾）はすべき？

さて、子どもは「受け身の存在」であり、「しつけなければいけない」「外部から強制的に教え込まなくてはならない」のでしょうか？　4～5歳前の子に、排泄・食事・衣服の着脱のマナーを教えることに奔走する親の姿は、子どもの「ミラーニューロンを使って、自分で頭の中でシミュレーションをし、リハーサルをしつつ、社会生活に必要な動作を、話し方を学ぶ」という人の姿を否定しているかの如くです。

人の頭（前頭前野）には、ミラーニューロンが存在し、見ることで、運動システムが動くことが知られています。例えば、アイスクリームを食べている人を見て、自分がアイスを食べている時の動作に関する神経細胞が動く事が知られています。これが、

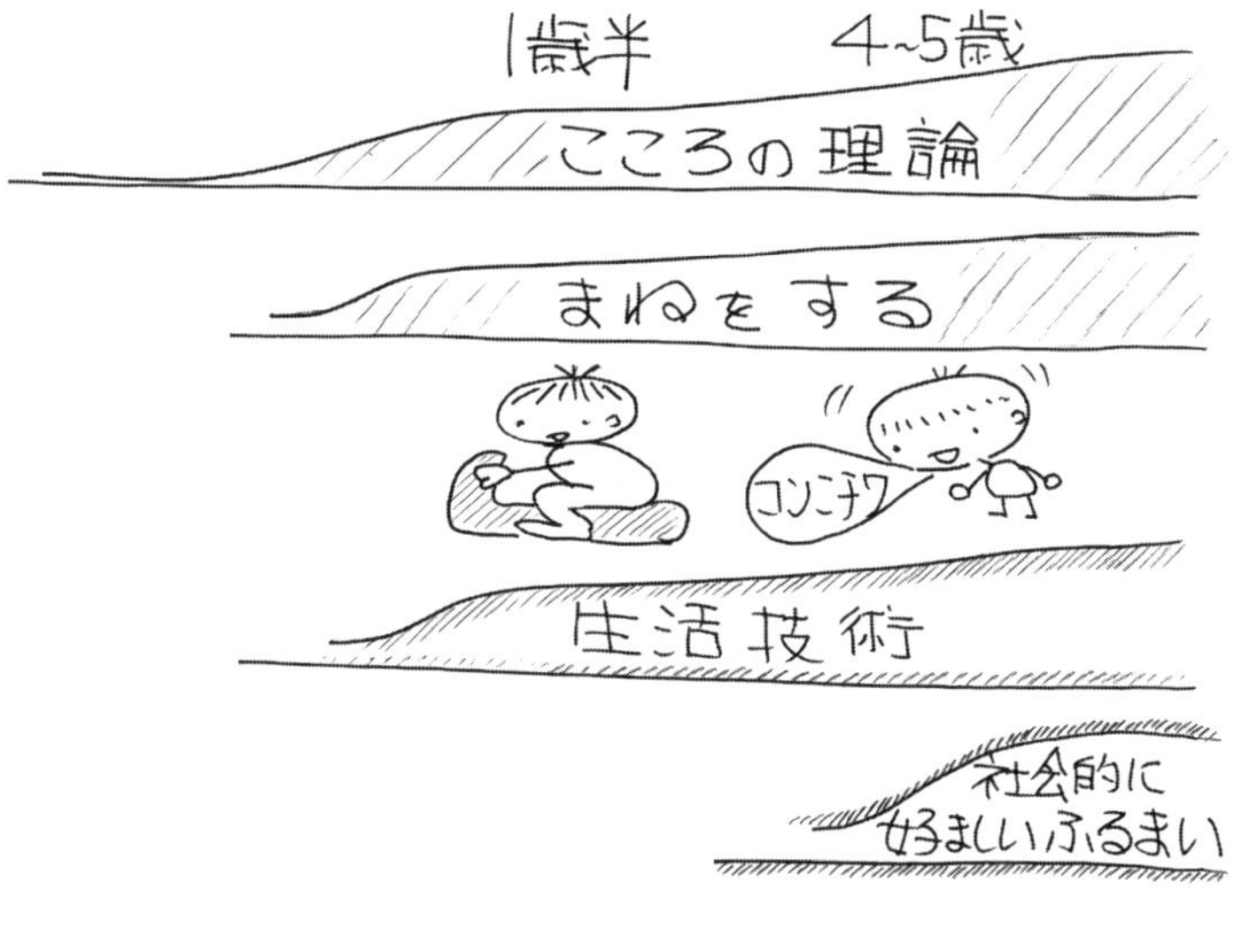

動作を覚える基礎であり、また人の気持ちを読める基礎と考えられます。大人の行うことをみて、子が自らのミラーニューロンを使って、頭の中でシミュレーションをし、生活動作練習を積み重ねる中で、それまでの人間が作り上げてきた文化＝その時代の生活技術内容を身につけていくのだと思います。もちろん、手本の親が「立派」でないと手本にならずで、親の不適切な言動が反面教師・悪い見本になってしまうので注意が必要です。例えば、言葉遣いが良好でない親の下では、同じような言葉遣いの子どもが育つのは、素直かつ自然な事でしょう。

早く生活技術を確立するべきと大人が強く考えすぎると、子への無理強いが生じます。例えば、多数派の子だけでなく、知的障がいがあっても、早く生活技術を確立させ周囲の大人に迷惑をかけない子どもに育てよう、そして集団生活により早く適応させようという思いが、多くの親に出ます。そして子ど

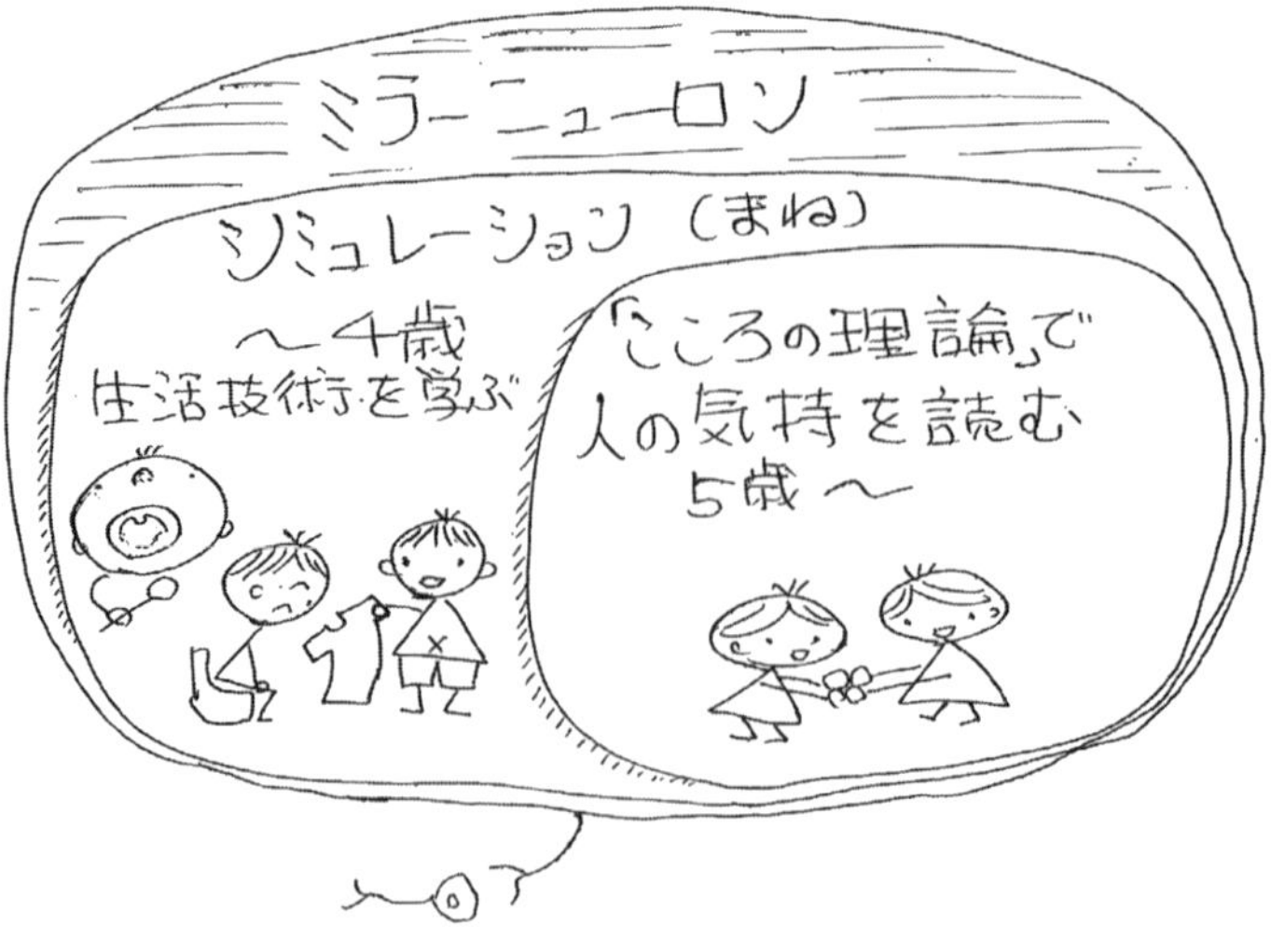

もに対し過干渉ないしは強制が増え、食事や排泄の場面、衣服の着脱の場面が互いにとって楽しくなくなり、子どもが嫌がる場面になってしまいます。結果として親がより困る中で、より一層子を叱り、子に親の思いを強要することになりやすいのです。結果として、食事・排泄・衣服の着脱の時間は苦痛の時間として、子どもにインプットされてしまうでしょう。

人の発達には「その人のペースがある」のです

例えば、排泄の話ですが、一般的には、1歳半の知的レベルが必要と考えられていると理解しています。知的障がいや自閉スペクトラム症のお子さんは遅れがちですが、多くのお子さんはだいたい年長までには、それなりに排泄の習慣がついてきます。一部のお子さんは、就学後にオムツが取れたりするわけですが、多くのお子さんでは5歳代でなんとかなるとの経験をこの間してきました。遅れても何とかなります。焦らず、練習しつつ待ちましょう。

食事場面では

食事はね　楽しく食べる　これ大事
ニュース見ながら　黙っての食事　これバツです

まずこれらが基本でしょう。「家で楽しいことは?」の質問に、「ごはん」と言ってくれる子どもは、極めて稀ですがいます。いいですね。貧しい時代にこうあったはずですが、飽食や外食の多い時代では大方違うようです。

「家で楽しいことは?」の質問には、年齢の低い子では「あそぶ」「ブロック」が多いですが、小学生以降の多くの子では「(電子)ゲーム」との答えが圧倒的です。家庭における大人・親に魅力がない、電子ゲームの方が魅力的であることを意味していますから、大人は悲しむべきですよね。

ともあれ、「食事時間は楽しいなあ」との思いを育てる必要、直接口に入るものを提供してくれる農業・漁業を担う人々への感

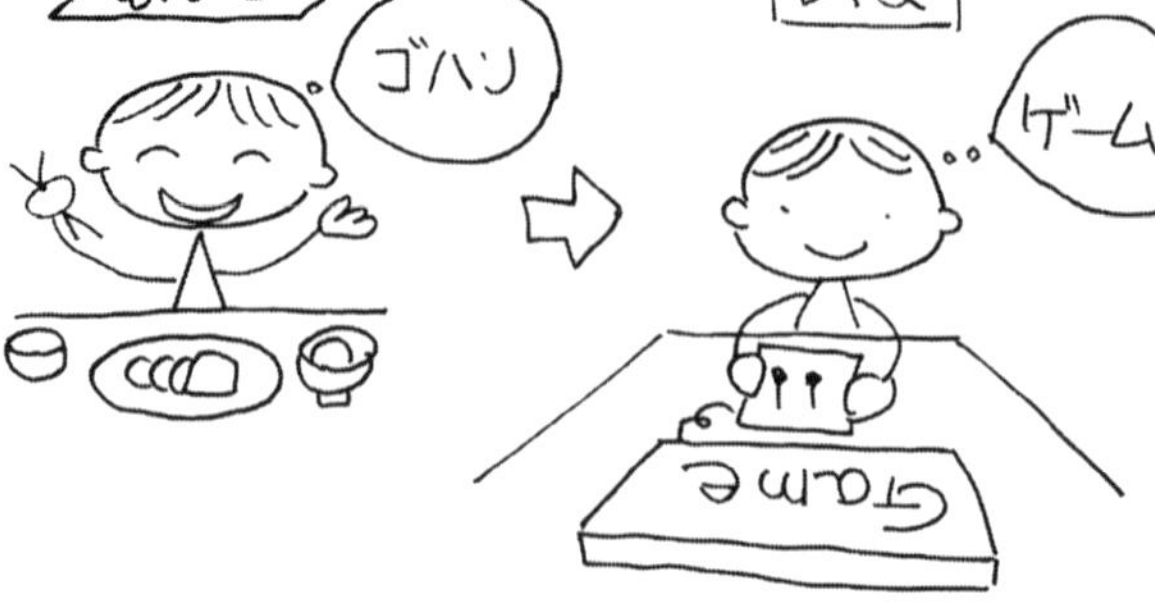

謝の心を感じ持ってもらうためにも、大人が時に食物の育成の話しをしながら食事するというスタイルは、大事です。私にしてもご飯粒を茶碗に残すと、父母から注意をされた幼児期がありました。「お百姓さんが、一生懸命作ったお米は一粒でも残してはいけません」と。また、幼少期の農業体験は大切です。「一人では生きることができない人という存在」を幼少期から学んで貰うためにも、必要な事です。これらのことは、教えられ体験しない限り、分からない知識の類になっていいます。第一次産業（農業・漁業・林業）との距離が遠くなっている人がほとんどという時代であり、魚はどこにいるかといえば、海ではなくてスーパーで

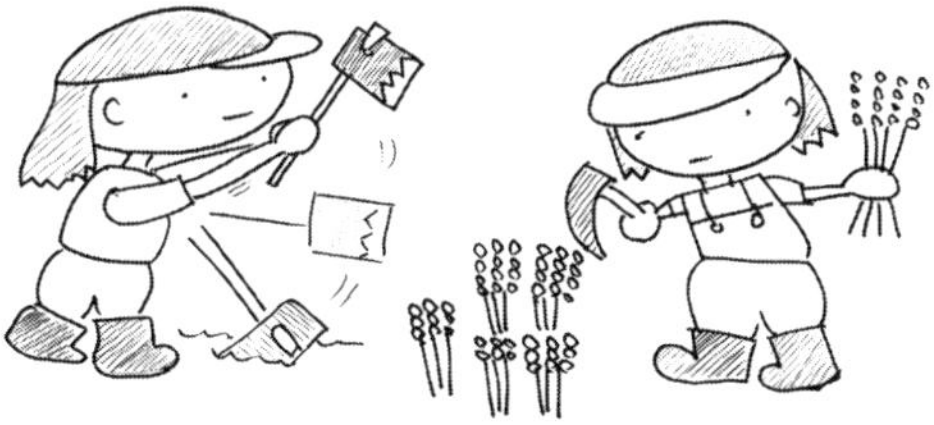

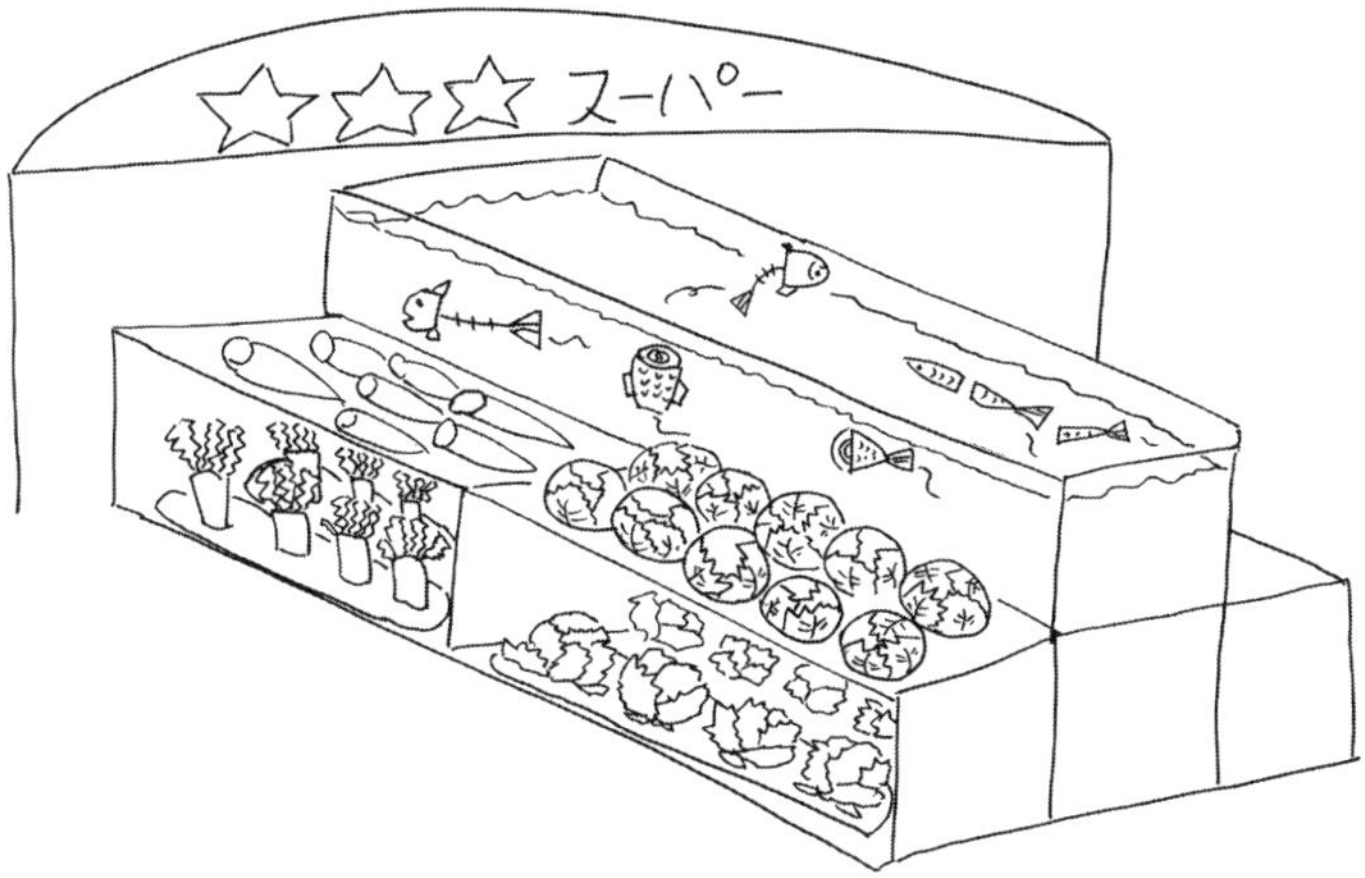

しょうし、サツマイモやキュウリなどの野菜は、畑ではなくスーパーに生えている、お米はスーパーで作っているくらいの勢いが子どもの意識・知識かもしれませんが・・。

　さて、昔のことですが、「ラジオを聞きながら、話をしないで、丸いちゃぶ台に肘をつかないで、背筋を伸ばして、正座しての食事をしていた」時代がありました。その後ラジオはテレビに取って変わられ、「7時のゴールデンタイムにニュースをみながら、テーブルと椅子を使って食事をする」時代となりました。これらの時代では、話をしながらの食事は「美徳」ではなかったと思われます。

「これは違ったよね。お父さん・お母さん」と今は思います。「テレビを消しての食事時間とし、親子で互いに会話をしましょう」「今日あったでき事、楽しかったこと、おかずやごはんのことなどを話し合いましょう」と思うのです。人への良い寄り添いと社会性を育むために、家族間のコミュニケーションをとる練習を、幼少期から

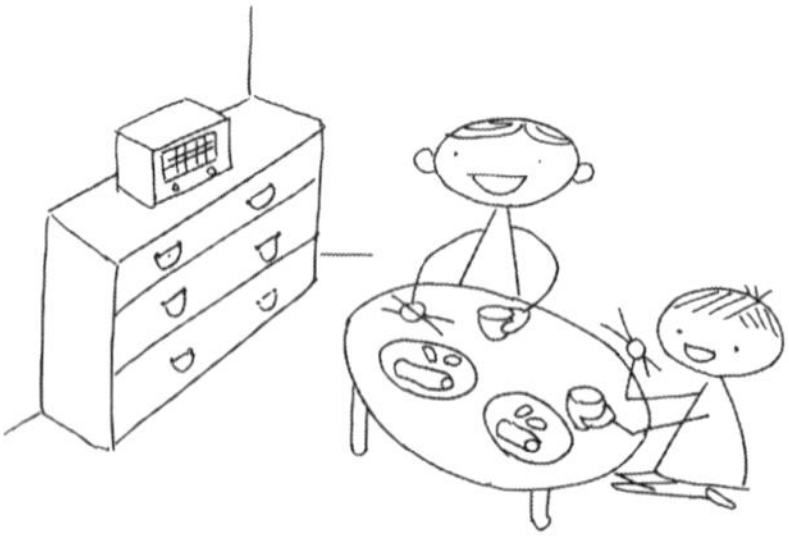

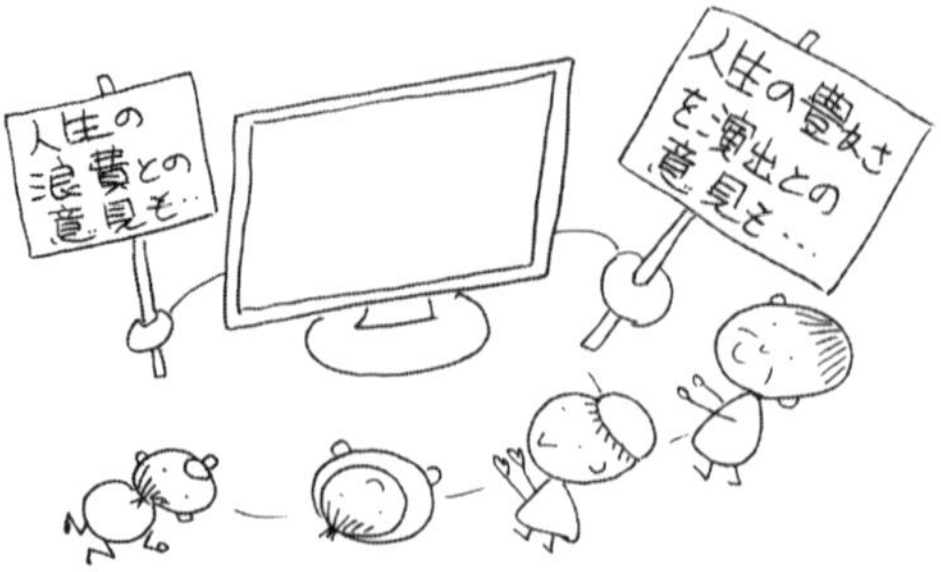
人生の
浪費との
意見も…
人生の豊かさ
を演出との
意見も…

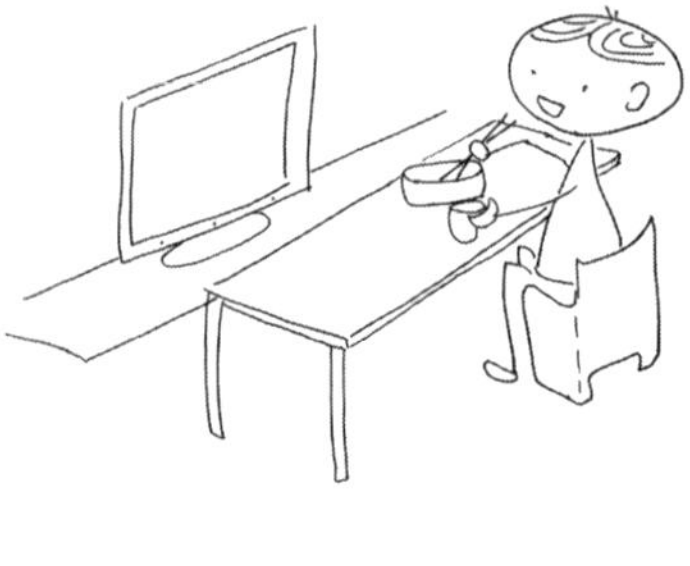

意識的にすべき時代となっています。

食事場面を一家団欒の場面にする、一家団欒の仕掛けを大人側が主導権を取りつつしましょう。もちろん、テレビ画面を含む「四角い窓は、食事中は無し」となります。これらが、電子メディアの攻勢から人間を防衛すべき現代食事場面のあるべき姿・規範ではないでしょうか。

好き嫌い　あってもいいよ　楽しい食事

「食べ物」の好き嫌いを幼少期に直さないといけない、と思い込んでいる親はたくさんいます。何でも食べることができると、生き抜いていく上では確かに有利です。一方偏食の強いお子さん方がいます。特に自閉スペクトラム症の幼児期には、偏食・食へのこだわりの強い子が結構おられます。でも、ほとんどの方が、栄養失調や成育不良にはなりません。「大丈夫なのだ」と経験的に学んできました。少し前に「1日に三十品目を食べよう」といったキャンペーンがあったと記憶していますが、種類を食べさせることに奔走し

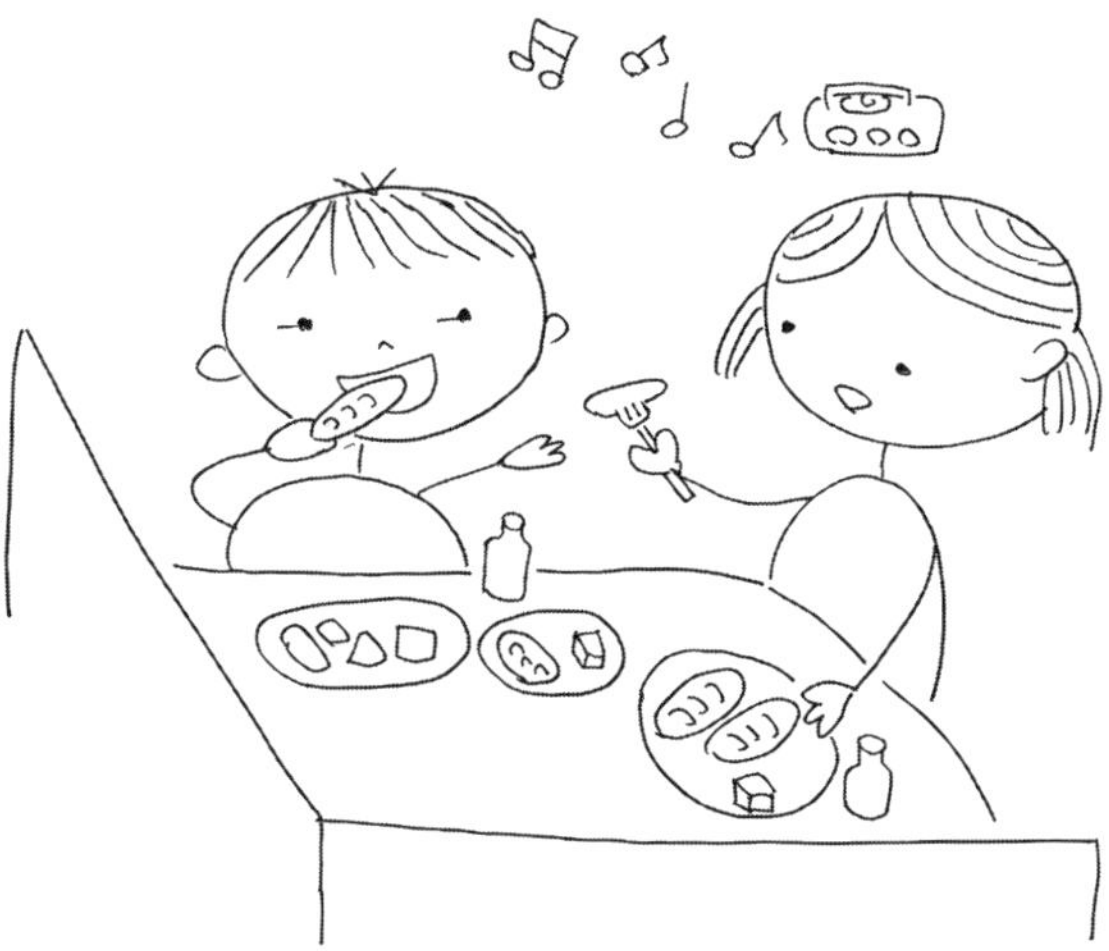

なくても、たいてい栄養状態や成長は大丈夫です。もちろん様々な物を食べてくれれば、お互いにスムーズな生活となりますが、そうでなくてもとりあえず大丈夫。親を含む支援者側の努力もある中で、いずれ少しずつ食事のレパートリーも広がるから大丈夫。家で食べなくても、集団の中で食べれば、もっと大丈夫。そう皆さんにお伝えしています。味覚の感覚過敏が強い場合の自閉症の方では、精力的な偏食指導は拷問・虐待になりうるので、気を付けましょう。

箸の上げ下ろし　それより　おいしく食べること！
箸使えるね　変な持ち方　まあ　いいです
肘《ひじ》ついて　ごはん食べても　まあ　いいです
くちゃくちゃくちゃ　美味しそうな音　まあ　いいです

これらは　とりあえずよしですよ。食事は楽しいのが一番ですから。居直れば、これらの内容で親がイライラ、カリカリしての子どもを叱る理由はなくなります。以上食事がらみの話です。

おしっこ・うんちの場面では

失敗に反応せず　成功で褒める　これでOKおしっこは
トイレがね　安心・楽しい場になれば　まず成功だよ

トイレが楽しい場になればと、この間思ってきました。昔の茅《かや》葺《ぶき》の家では、母屋とは別棟の外にポットントイレがあったのでした。寒い冬でも、そこに行かなければならないわけで、おそらく楽しい場所ではなかったでしょう。第二次大戦後、家は文化住宅に徐々に変わり、トイレは家の中となりました。それでも水洗トイレに変化するまでは、臭いなどを含めトイレは嫌な場所で、子どもにとっては便器の下から手が出て来るのではないかとの怖れを感じる怖い場所だったと思います。

現在では、トイレを楽しい場にすることが可能な条件はそろってきています。まずは楽しい雰囲気を作るための、壁紙、玩具、臭い、光などの工夫ではないでしょうか。家族写真を貼ったり、

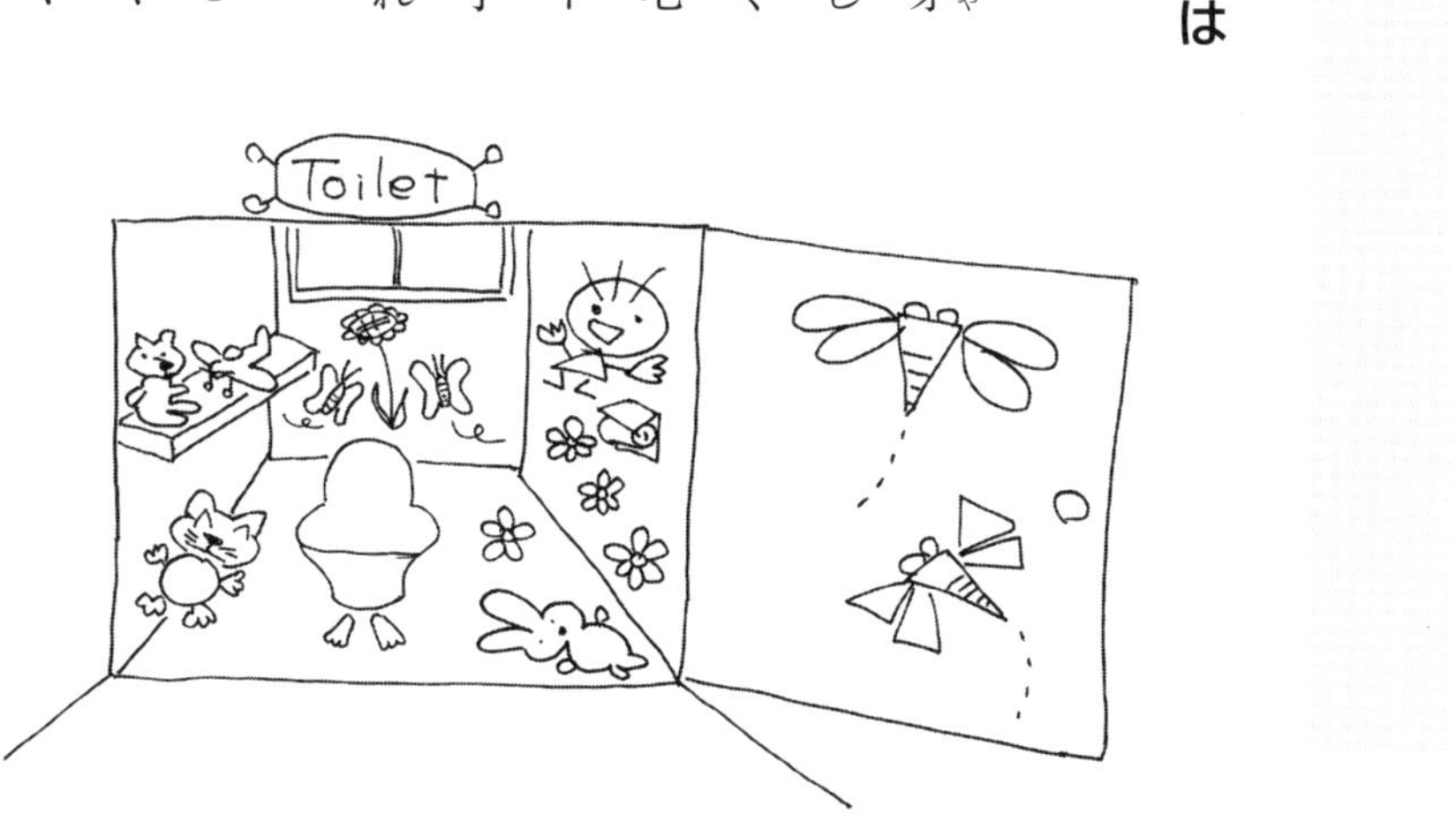

好きなキャラクターの絵を貼ったり、音楽を鳴らしたり、いろいろと工夫ができると思います。トイレに入る事を嫌がらない条件づくりをしましょうね。

衣服の着脱の場面では

衣服の脱ぎ着　終わりから一歩ずつ練習　これで大丈夫

昔読んだ療育に関する本の中で、「後ろ（逆）からの鎖つなぎ」という表現で、衣服の着脱の教え方についての記載がありました。「なるほど、そうだよね」と納得したのです。作業療法の中でも、または親が家庭での子育ての中で至極当然のように使っている子育て技術の一つだとは思います。靴下やパンツの履き方では、途中までは手伝い、最後だけ子にやってもらうのです。そのやってもらう範囲が、最後の行程ができたら、もう少し前の行程からを練習するというように、徐々にできる範囲を、作業の最後から広げていくのです。納得できる話です。

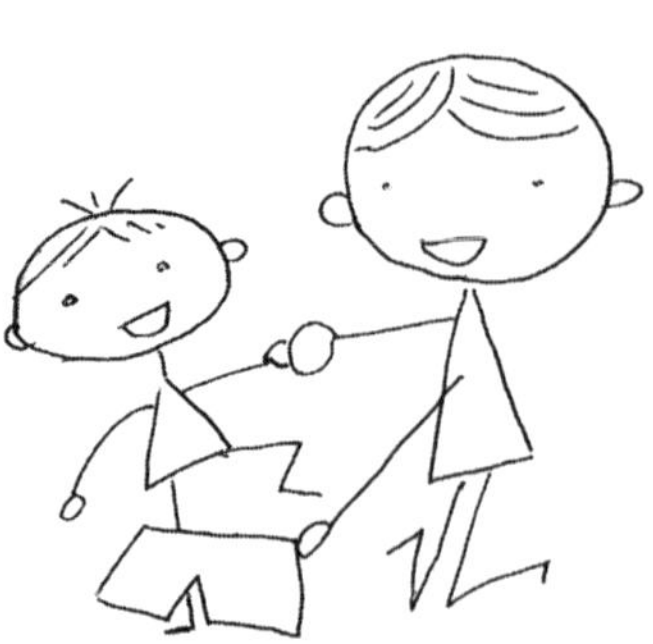

最後にもう一度　多数派・発達凸凹《でこぼこ》・発達障がいの子育てのポイント

最後にもう一度、多数派の子や少数派である発達凸凹・発達障がいの子育てにおいて大切な三つの点を述べます。

①　虐待手法よ　さようなら
②　四角い窓よ　さようなら
③　何はなくても　穏やかな家庭生活

この三つです。

これらを意識して、子育てをする、人生を歩むことではないでしょうか。そして、「何は無くても穏やかな家庭生活」がありさえすれば、みんなが幸せの方向に走れます。このことだけ覚えていただければと思います。この三つは、愛着障がいを起こさないためと言い換えることができます。やはり愛着あっての人生、他人がいての自分、他人から見守られ、認められての人生。人は愛し愛されて生きるのですから・・・。

子育て期　親の気持ちの持ち方は？

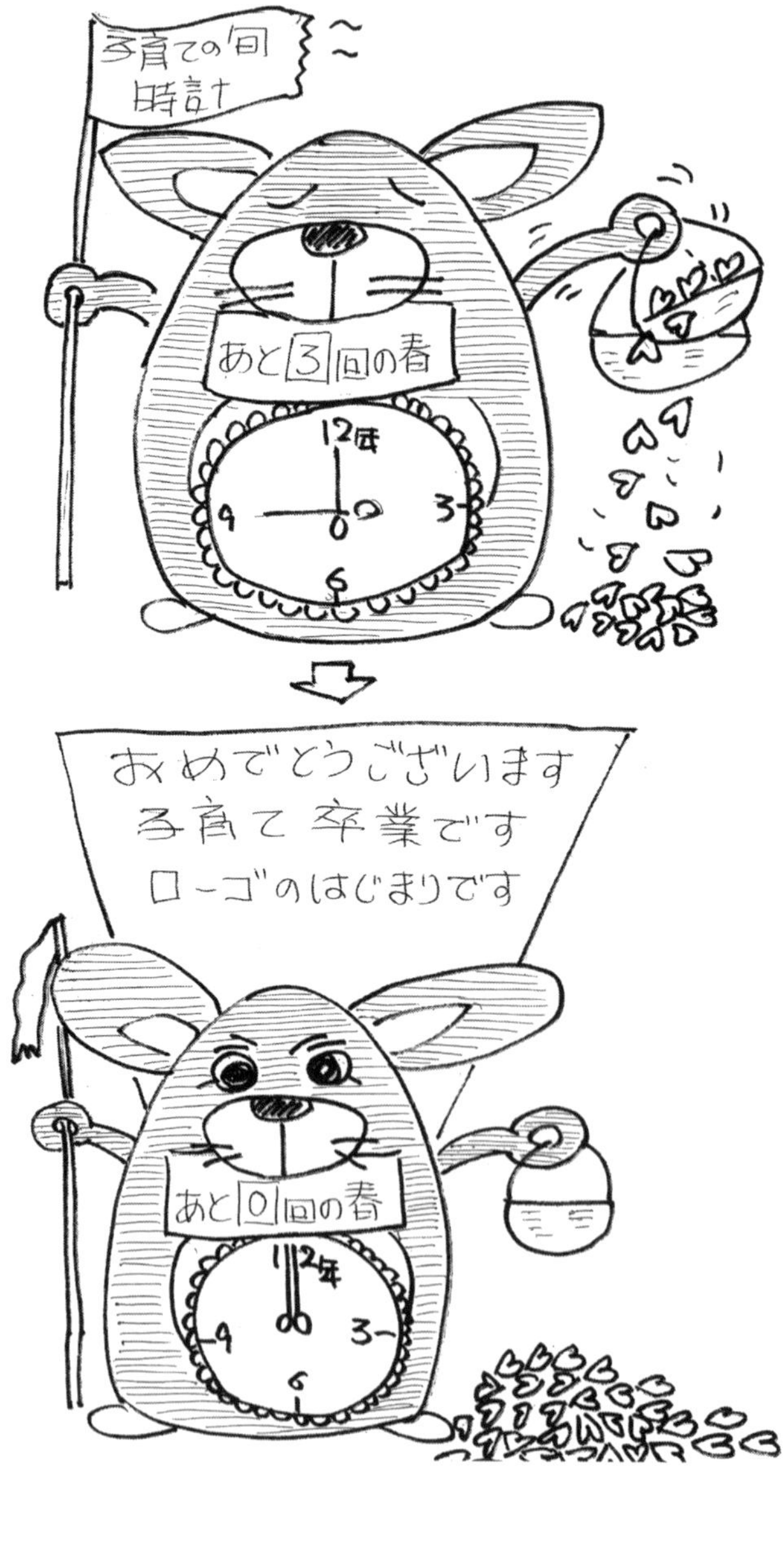

子をなめまわす　賞味期限は　12年
子どもとは　遊んでもらえる　うちが花
12回の春を迎えて知る　子育ての終わり　老後のはじまり

「子育ては、12回の春をむかえるとおしまい、あとは老後の始まり」と、クリニックを受診する養育者にお伝えしています。もちろんある程度気心が知れてからしか言えない言葉ではありますが…。経験的な思いですが、真実だろうと思っています。

子どもと遊んでもらえない小学校後半。親よりも友達を選ぶのです。一緒に入って貰えないお風呂場面。早くも娘は何かを意識します。それが成長です。

それまでの間は、より一層親にとって大切な愛おしい時間・期間のはずです。子どもを見つめ、子どもと共に！　たった12回の春！

そうこうしているうちに、こちらが年齢を重ねてしまいます。「老いて子に　従いたくても　見捨てられ」となります。これからの時代、子どもに老後を見て貰う時代ではありません。少子化、そして地域共同体の崩壊、核家族化、そしてもっと進むであろう家族共同体の崩壊の時代にあっては、他人

からの支援で最期を迎えるのが親世代の必然となっています。そう思うと、12回の春をむかえるまでの子育て時代が、より一層愛おしく思えてくるのではないでしょうか。

大事にしよう！　子どもと自分の12年！

そして、こんな風に言ってみたいものです。

子育てを　させてもらって　ありがとう
人生の　ひと時ご一緒　ありがとう

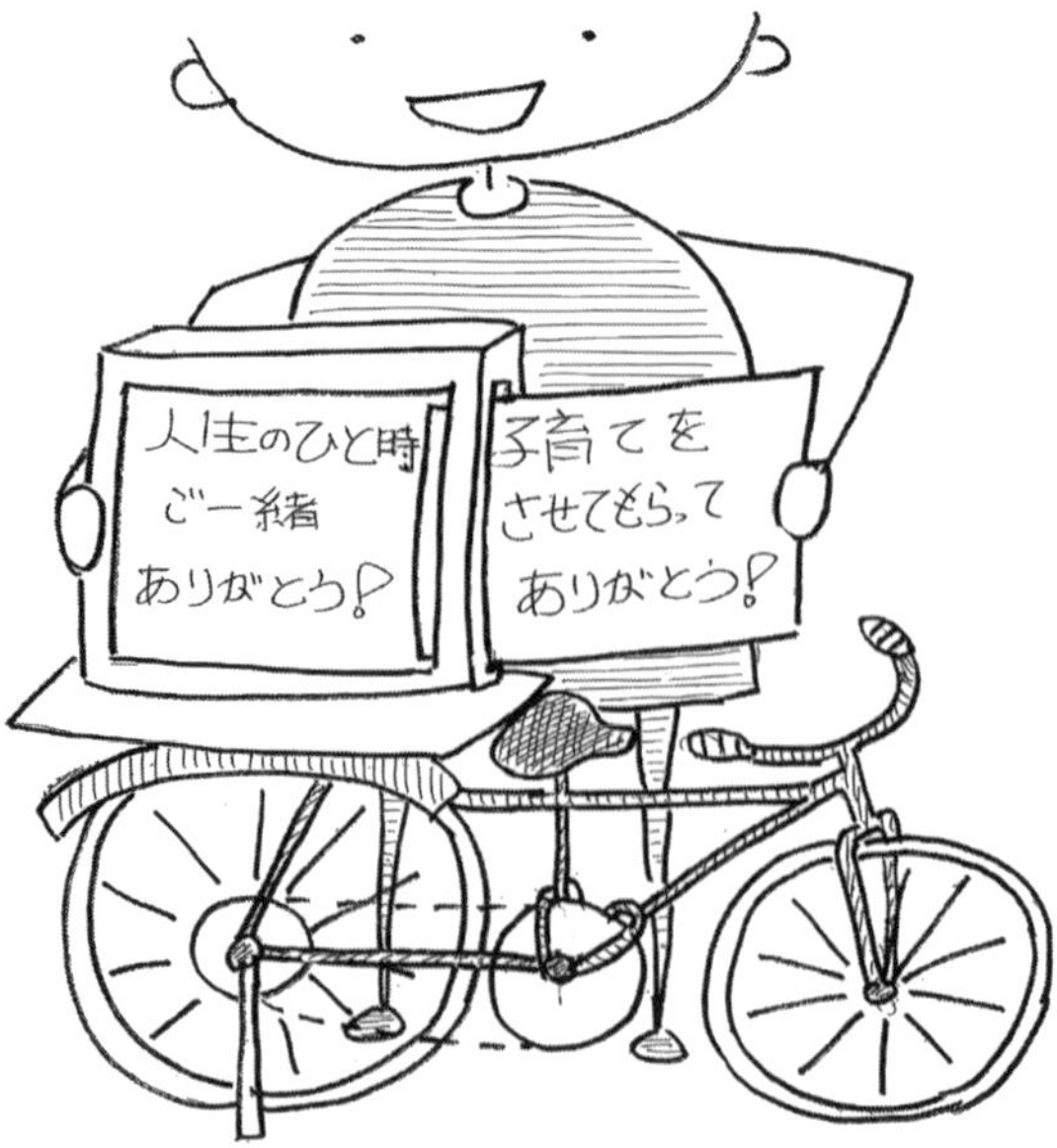

謝　辞

２０１８年5月8日、我が家にきて、次男になってくれたやんちゃなコーギーわんこ楽俊《らくしゅん》が旅立ちました。最後まで自分の感覚に律儀な生き方だったとの印象でした。父である私も泣いたけれど、ほどなく立ち直りました。楽俊との強い愛着関係、親分子分関係を育んだ我が妻は、子どもを早くに亡くした立場となり、落ち込みは激しいものでした。この愛があってこそ、楽俊は一生有意義で楽しい日々、濃厚な日々を過ごしたと思いました。

印象派の画家とされるオーギュスト・ルノワールは亡くなる直前に、絵筆を持とうとしながら「何か少し分かりかけてきた気がする」と述べたとのことを、ある本で読みました。楽俊との13年8ヶ月は、楽俊の家来であった私にとっても、喜びや学びの多い年月でした。そして「子育てが、少しわかりかけてきた気がする」経験をさせて貰ったのでした。このような時間を人生の中で持てたこと、そして妻、子どもたちと共に、家族の一員を最後まで見守り見送ることができたこと、あらためて、楽俊に感謝しています。彼がいなければ、今の私や本書はないのです。

ありがとう　あなたに会えて　よかった!

参考文献

1　親業―子どもの考える力をのばす親子関係のつくり方　トマス　ゴードン（著）大和書房
2　愛着障害 子ども時代を引きずる人々　岡田尊司（著）（光文社新書）
3　発達障害・愛着障害 現場で正しく子どもを理解し、子どもに合った支援をする『「愛情の器」モデルに基づく愛着修復プログラム』　米澤好史（著）（福村出版）

・東條恵の書籍
＊子育て親育ち　とどけ！親と子への応援歌（考古堂書店）
＊発達障害ガイドブック―保護者と保育士・教師・保健師・医師のために 自閉症スペクトル、広汎性発達障害、高機能自閉症、アスペルガー症候群、ＡＤ／ＨＤ、学習障害（考古堂書店）
＊どうすればいい？発達障害の気づき・見たて・支援 自閉症スペクトラム・ＡＤ／ＨＤ支援モデルを考える（考古堂書店）
＊知っておきたい 発達障がいキーワード（考古堂書店）
＊アスペルガー症候群・自閉症のあなたへ（考古堂書店）
＊自閉症スペクトラムものがたり「心の理論」の不調を知るために（考古堂書店　絶版）

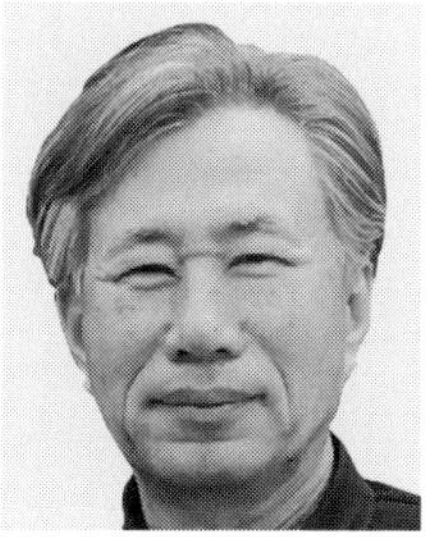

東條　恵（とうじょう　めぐむ）

医療法人社団こども輝き 発達クリニックぱすてる院長
児童精神科、神経小児科、小児科、リハビリテーション科担当。
発達障がい療育医。
1951年３月８日　柏崎市に生まれる。
　　　　新潟県立高田高等学校を卒業。
1977年　鳥取大学医学部卒業後、東京都の武蔵野赤十字病院で、小児科と麻酔科を研修。
1979年　国立武蔵療養所小児神経科に勤務。
1984年　新潟県立中央病院、大学病院、国立療養所新潟病院重症児病棟勤務。
1988年　新潟県はまぐみ小児療育センターに勤務。最後の６年間は所長。そして県発達障がい者支援センター（ライズ）のセンター長を務める。
2016年　28年間のはまぐみライフを卒業し、発達クリニックぱすてるを開業。現在に至る。

【著書】
「発達障害ガイドブック」（2004年）
「アスペルガー症候群・自閉症のあなたへ」（2004年）
「自閉症スペクトラムものがたり　『心の理論』の不調を知るために」（2006年）
「どうすればいい？　発達障がいの気づき・見たて・支援」（2008年）
「発達障害ガイドブック　改訂新版」（2008年）
「知っておきたい発達障がいキーワード」（2010年）
以上、いずれも考古堂書店刊
「脳性まひの療育と理学療法　上田法およびボツリヌス療法による筋緊張のコントロールと評価」（2015年）診断と治療社刊

趣味：二胡・馬頭琴を40歳過ぎから始め、愛好中。ピアノ・キーボードとの二人ユニット「琴人（ことびと）」で演奏活動中。「いつか絵本になれるかな」をテーマに、思い立ってはパソコンで絵を描き、絵本らしきものを手作りし楽しんでいる。

発達凸凹の子をどう育てるか
—おこりんぼ パパママ さようなら 四角い窓さん さようなら—

二〇一九年十二月十五日　初版発行
二〇二三年　一　月二十日　二刷発行

著　者　東條　惠
発行者　柳本　和貴
発行所　㈱考古堂書店
〒951-8063 新潟市中央区古町通四番町563
☎025・229・4058
印刷所　㈱ウィザップ
〒950-0963 新潟市中央区南出来島2-1-25
☎025・285・3311

ISBN978-4-87499-882-3 C0047